REHABILITACIÓN FUNCIONAL DE LAS MANOS CON ARTRITIS Y ARTROSIS

(PREVENCIÓN Y TRATAMIENTO EN TERAPIA OCUPACIONAL)

REHABILITACIÓN FUNCIONAL DE LAS MANOS CON ARTRITIS Y ARTROSIS

(PREVENCIÓN Y TRATAMIENTOS EN TERAPIA OCUPACIONAL)

Alicia Chapinal Jiménez

Ergoterapeuta por la Escuela de Ergoterapia de Nancy, (Francia)
Terapeuta Ocupacional, jubilada, Servicio de Rehabilitación, de la
Fundación Jiménez Díaz, Madrid (1957-2000).

Profesora Colaboradora de Terapias Afines,
Escuela Universitaria de Fisioterapia de la ONCE (1985-2000), Madrid

Profesora de Prácticas Clínicas (1968-1998),
Fundación Jiménez Díaz, Madrid

Profesora de la primera Escuela Española de Terapia Ocupacional (1975-1998),
dependiente de la Escuela Nacional de Sanidad, Madrid

Diplomada Universitaria de Enfermera.

DEDICATORIA

Y a todos los terapeutas, que con su bien hacer, ayudan a recuperar la función de un miembro tan importante como es la mano.

AGRADECIMIENTO

A todos los pacientes que con tanta generosidad han colaborado, cediendo sus imágenes, a la realización de este manual.

A Ana por su colaboración

PRÓLOGO

Alicia Chapinal me ha vuelto hacer el honor de pedirme que prologue uno de sus libros. En esta ocasión la 2º edición de este libro, para mí, el más querido porque me trae a la memoria muchos ratos pasados en las sala de T.O. viendo a Alicia como resolvía las demandas, a veces imposibles, que como médico joven le pedía. Siempre encontraba una solución inmediata o pautada en el tiempo con objetivos claros y factibles.

Este libro, como todos los de Alicia, enseña la forma de trabajar con el paciente, en este caso con el paciente que tiene dolor y discapacidad en su mano, dando una enorme importancia al aspecto emocional e, insistiendo en la necesidad de conseguir la complicidad del paciente, para que se implique en su propio tratamiento.

La forma en que Alicia ha estructurado el libro facilita la lectura y compresión del mismo. En la introducción hace hincapié en el imprescindible papel del T.O. en el tratamiento de la mano artrítica/artrósica. En las conclusiones hace una síntesis de lo fundamental del tratamiento demostrando con ello que el trabajo del terapeuta ocupacional no puede ser sustituido por ningún otro profesional.

Alicia demuestra que para el tratamiento no se necesita un aparataje sofisticado y costoso, solo un terapeuta con profundos conocimientos de la anatomía y de los movimientos de la mano, con experiencia y capacidad creativa para resolver los problemas de función y que empatice con los paciente. También se necesita un espacio para poder realizar las férulas personalizadas, disponer de objetos de uso corriente y utillajes de trabajo necesarios para el reentreno.

La profesionalidad de Alicia, su interés por la investigación y desarrollo de tratamientos eficaces, permite que entendamos todo lo que expresa en este libro de forma fácil y sencilla

Hemos tenido la suerte de que Alicia Chapinal ha creado escuela y ha transmitido sus conocimientos a muchas generaciones de terapeutas que siguen trabajando con los pacientes siguiendo sus enseñanzas

Gracias, Alicia, por tu capacidad para mostrar de forma tan clara y tan didáctica tus conocimientos. Como siempre lo has conseguido

Fdo
Eloísa María Pérez Zorrilla
Jefe asociado de Rehabilitación
Fundación Jiménez Díaz
Madrid

PREFACIO

La mano es una herramienta multiuso maravillosa: gracias a ella puede ejecutarse cualquier actividad que programe nuestro cerebro; la creatividad ideada es llevada a buen término merced al uso de la mano y a los objetos que puede manipular con gran pericia, percibiendo su forma y adecuando los movimientos y los agarres a los distinto volúmenes, incluso sin el control visual. La mano es, además, un medio de expresión que permite expresar nuestros sentimientos y necesidades. La comunicación no verbal encuentra en ella un aliado perfecto: la caricia, la expresión por la mímica, la música, la escritura y el dibujo.

El desarrollo de los movimientos especializados dirigidos y regulados por la corteza cerebral ha permitido al ser humano desarrollar su inteligencia educando al sentido de la vista para percibir las tres dimensiones del espacio; algunos autores señalan que, *"sin la mano, el mundo sería percibido plano y sin relieves"*.

Con las disfunciones de la mano en ocasiones pueden alterarse todas estas cualidades, lo que constituye una gran pérdida que puede originar un gran sentimiento de angustia.

El objetivo de una intervención terapéutica en el ámbito de la terapia ocupacional sobre las enfermedades invalidantes de origen articular de las manos es, ante todo, informar a la población acerca de la posibilidad de recibir un tratamiento preventivo especializado y específico para mejorar la situación del paciente y, así, poder evitar que las deformaciones que se instalan no agraven el cuadro patológico por desconocer los tratamientos existentes. Ya se sabe la resignación que la población experimenta ante este tipo de enfermedades, en ocasiones se escuchan frases como: "Es reuma", "Es artrosis", "Es la edad", "Hay que aguantarse", etc. Los individuos afectados deben saber que, con un tratamiento adecuado, individual y especializado pueden continuar su vida laboral y de su ocio de una manera activa durante más tiempo.

No debe olvidarse que la inactividad de las manos puede llevar a una disminución importante de la actividad general y que esto repercutirá en todo el organismo, que conducirá al sujeto a un inmovilismo que alterará su calidad de vida.

En un principio, la información a los pacientes debe ser suministrada por el médico de familia, profesional al que acuden buscando una solución a sus problemas. Éste podría remitirlo a los profesionales especializados, (reumatólogos, profesionales de rehabilitación o traumatólogos), quienes diagnosticarán y tratarán clínicamente sus afectaciones de una forma adecuada y que también deben conocer las técnicas de tratamiento que se emplean en el Departamento de terapia ocupacional. El desconocimiento, en ocasiones, por parte de algunos médicos de las técnicas que se emplean en Terapia Ocupacional, conllevan el no realizar un tratamiento preventivo que evitaría las deformaciones que suelen instalarse en la mano y que hace que la calidad de vida del paciente empeore.

El terapeuta ocupacional, con su intervención terapéutica, colabora estrechamente con todo el equipo multidisciplinario para conseguir del paciente la mayor actividad y uso normalizado de la mano afectada, ya que emplea, en sus tratamientos, la preparación terapéutica de la mano junto con la manipulación de distintos objetos específicos para cada tarea de la vida cotidiana, con lo que la mano, poco a poco, va adquiriendo las capacidades que necesita para lograr una función normal o, como mínimo, compensar los déficit funcionales residuales.

El terapeuta debe tener una especial sensibilidad para llevar a cabo el tratamiento del miembro superior (y sobre todo, el de las manos), ya que la recuperación de su uso devuelve al sujeto el control de sus funciones personales más íntimas, como vestirse o asearse. Por esta razón animamos a los alumnos y a los profesionales de la rehabilitación a profundizar en el estudio de la arquitectura articular y de la biomecánica de un miembro tan complicado y versátil como es la mano.

INTRODUCCIÓN

Las alteraciones funcionales de las manos provienen de causas muy diversas; pueden originarse por distintas enfermedades autoinmunes, crónicas y/o degenerativas como en la artritis reumatoide, psoriasis, lopus entre otras; por lesiones osteoarticulares o neurológicas, por traumatismos producidos en el ejercicio laboral, en las actividades domésticas o en los accidentes de circulación e incluso pueden haber sido causadas por motivos sociales como peleas o los clásicos tirones del bolso.

Los pacientes son remitidos al servicio de terapia ocupacional en distintos estadios de la enfermedad o del traumatismo. Sería deseable que siempre lo fueran en una fase lo más temprana posible. En el primer caso lo ideal sería que se comenzara el tratamiento en un estadio inicial y, en el segundo, en una fase postraumática o postquirúrgica, después de que se hayan retirados los elementos de inmovilización o de sutura; incluso, en algunos casos, lo idóneo sería comenzar el tratamiento teniendo en cuenta la existencia de ambos elementos, para ejercitar la función de los segmentos adyacentes, enseñando al sujeto el autotratamiento adecuado para evitar las disfunciones originadas por acortamiento de las estructuras blandas que son las consecuencias de un periodo prolongado de inmovilización y desuso.

Las modalidades de tratamiento serán diferentes con el tiempo y la evolución hacia la mejoría. El tratamiento exige una buena comunicación entre todo el equipo rehabilitador y, por parte del terapeuta ocupacional, un conocimiento profundo de las estructuras y diversas funciones de la mano que en este libro se describen de manera resumida. El profesional debe consultar los tratados de anatomía funcional, biomecánica y fisiopatología mucho más amplios, cuyo conocimiento le permitirán realizar los tratamientos de forma eficaz.

Las manos afectadas por distintas enfermedades crónicas o traumatismos requieren un tratamiento altamente especializado, con objetivos intermedios y un objetivo a largo plazo que siempre será obtener la mayor funcionalidad y mejorar la calidad de vida del sujeto tratado; potenciando la recuperación de las distintas funciones y habilidades, en algunos casos, y la conservación de ambas en enfermedades como la artritis reumatoide, en otros. En el caso de las enfermedades degenerativas como la artritis y artrosis, la intervención terapéutica empleada se centrará en los siguientes aspectos:

1. La prevención de las deformidades, tratando de disminuir el potencial agresivo y su evolución.
2. El mantenimiento del trofismo muscular.
3. La facilitación de la función con economía articular, enseñando nuevos gestos para el uso de los distintos objetos en las actividades de la vida diaria.
4. El aumento del recorrido articular.

Además en el caso de lesiones graves en las manos, los objetivos inmediatos serán los siguientes:

1. Concienciar al sujeto de la necesidad del uso de la mano.
2. Hacer que pierda el miedo a los roces y a los contactos, evitando posturas de protección.
3. La integración sensorial y la realización de los gestos con un patrón normal de los movimientos de todo el miembro superior.

En todos los casos, el terapeuta ocupacional llevará a cabo un tratamiento de apoyo psicológico y, en ocasiones, de psicoterapia, dependiendo de la gravedad de las lesiones ante las alteraciones emocionales que el sujeto presenta frente a su incapacidad.

No obstante, la reeducación de la mano no puede basarse en un protocolo rígido ya que hay que tener en cuenta numerosos factores como el tipo de la lesión, las estructuras dañadas, sobre todo en el caso de lesiones de los dedos donde la lesión de las poleas, los ligamentos y las vainas requieren una reparación quirúrgica especializada porque es difícil disociar y restaurar el deslizamiento de unos elementos a través de los otros. Se debe conocer la técnica reparadora empleada en la cirugía o el tipo de contención, las prótesis y el tipo de sutura empleada así como el estado anímico del sujeto frente a la incapacidad o ante las molestias que presenta. Por estas razones, el tratamiento debe ser muy individualizado.

El Terapeuta ocupacional, empleando las técnicas de rehabilitación a su alcance, y de acuerdo con su especialidad ha sido el profesional que, colaborando con los cirujanos y los rehabilitadores especializados, más ha aportado a través de los años a la recuperación de las funciones de las manos, tratando siempre las consecuencias de una lesión, de una determinada enfermedad o de una intervención quirúrgica e ideando las férulas y las ayudas técnicas más apropiadas para cada caso.

En la mayoría de las actividades las manos tienen un uso constante de manipulación, por lo que el tratamiento, en cada sesión, podría dividirse en tres partes: *a)* preparación de la mano con algún medio auxiliar; *b)* manipulaciones realizadas por el terapeuta, *c)* implicación de la mano en ejercicios específicos y actividades para su integración de uso automático y funcional en la vida diaria personal y laboral.

Esta última parte requerirá una mayor disciplina de atención y actuación por parte del sujeto. Para conseguir estos objetivos, en los departamentos de terapia ocupacional se dispone de una enorme gama de objetos de distinto volumen, formas y pesos, así como de algunas herramientas de uso común que sirven para reproducir las amplitudes y resistencias necesarias de una manera específica (carpintería). Sin embargo, el terapeuta debe enseñar al paciente a emplear los objetos existentes en el domicilio para hacer extensivo el tratamiento en éste y, así, conseguir una mayor y más pronta recuperación.

Otra faceta que debe abordar el terapeuta ocupacional, es la del reentreno en las actividades laborales, por lo que debe conocer el oficio o la profesión y las ocupaciones del sujeto; para lo cual debe preparar a este de forma psicofísica, motivándole desde estadios tempranos del tratamiento y recreando en lo posible la forma de trabajo habitual en cuanto al uso de herramientas, a la posición, esfuerzo, resistencia a la fatiga y movimientos utilizados con todo su miembro afectado y su coordinación con el otro miembro, ya que en la mayoría de las actividades laborales es necesario el uso de ambas manos simultáneamente.

En este libro, que está dedicado sobre todo a Terapeutas Ocupacionales como un taller de posgrado, solo se abordan los tratamientos de las manos con artritis y artrosis, y algunas lesiones menores. Sin embargo, el terapeuta que se ocupa de la rehabilitación debe tener un conocimiento profundo de todas las estructuras blandas que configuran los dedos, de su forma de actuar en cada movimiento funcional y de la arquitectura y biomecánica de la mano en general para un tratamiento efectivo y eficaz cuando ocurren lesiones más importantes.

Hay que señalar que, en los departamentos de terapia ocupacional, suelen coincidir al mismo tiempo varios pacientes con distintas patologías y en distintos grados de afectación; este aspecto del trabajo en grupo resulta muy beneficioso por la intercomunicación que se establece entre ellos, ya que se animan unos a otros lo que constituye otra herramienta al alcance del terapeuta para lograr la mayor colaboración y motivación de los pacientes ante su lesión o afectación.[1]

---

[1] Desde el año 1977, la American Society of de Hand Therapists, reconoce la creatividad y necesidad del desarrollo de dicho servicio profesional con un equipo multidisciplinar, donde el Terapeuta Ocupacional tiene una intervención muy importante.

INDICE DE CAPÍTULOS

1 Repaso anatómico-funcional.................... 1

2 Utilización de medios auxiliares............... 27

3 Tratamiento de las patologías más Frecuentes.. 41

4 Economía articular................................ 127

5 Férulas más usuales.............................. 139

Conclusiones.................................. 157

Bibliografía

1. RESUMEN ANOTÓMICO-FUNCIONAL DE LA MANO

TOPOGRAFÍA DE LA MANO
Zona palmar / Zona dorsal

ELASTICIDAD DE LA PIEL
Pliegues interdigitales

SISTEMA MÚSCULO ESQUELÉTICO
Elementos periarticulares blandos / Musculatura intrínseca / El pulgar / Los dedos / El meñique

FUNCIONES DE LA MANO
Función de manipulación / Función receptora / Función de apoyo

INERVACIÓN Y SENSIBILIDAD
Reparto nervioso / Evaluación motora y funcional / Evaluación sensitiva

REPROGRAMACIÓN SENSORIOMOTRIZ DE LA MANO

Biofeedback

1.1 Topografía de la mano

La mano, como segmento más distal del miembro superior, limita con éste por el pliegue de la muñeca, que se forma por la flexión y extensión de la articulación radiocarpiana. En la parte exterior se encuentra el borde radial, que corresponde a la prolongación del radio y, en la parte interior se halla el borde cubital, que corresponde a la prolongación del cúbito, y se prolonga, asimismo, por el dedo meñique. Se denomina palmar a la prolongación anterior del antebrazo y dorso a la zona opuesta de la superficie de la mano. La zona palmar posee una consistencia blanda debido a su musculatura intrínseca y presenta numerosos pliegues para el movimiento, mientras que el dorso tiene una consistencia dura y una piel muy elástica. En la parte distal se continúa por los dedos que se denominan, desde la zona radial hacia la cubital; pulgar, índice, medio (o corazón), anular y meñique.

1.1.1 Zona palmar

La zona palmar posee una forma cóncava; en su conjunto, la palma de la mano es muy compleja; está formada por tres zonas de las que la externa y la interna son casi exclusivamente, musculares mientras que la zona media ofrece numerosos tendones, vainas sinoviales e importantes vasos y nervios. La zona más proximal, que corresponde a las articulaciones carpometacarpianas se podría denominar talón de la mano, lugar de apoyo natural con la mano abierta.

En la palma de la mano se encuentra la zona tenar, situada encima del primer metacarpiano, que corresponde al volumen de los músculos cortos del pulgar; está limitada por una arruga o pliegue curvado, formada por el movimiento de oposición del pulgar. La zona hipotenar corresponde al volumen formado por la masa muscular propia del dedo meñique que está situada por encima del quinto metacarpiano. En la palma de la mano se encuentran diversos pliegues o arrugas, debidos a los movimientos de aproximación de los dedos a la zona palmar. Entre ellos se encuentran el pliegue palmar proximal, situado en la zona medial, en sentido transverso; el pliegue palmar distal, formado por la flexión de las articulaciones metacarpofalángicas (MCF), y los pliegues digitopalmares, que son muy elásticos, que se prolongan por las membranas interdigitales que unen unos dedos a otros y que, gracias a su elasticidad, permiten los movimientos independientes de cada dedo. Entre el pliegue palmar distal y los pliegues digitopalmares se observan tres masas musculares, situadas entre los espacio interdigitales, que corresponden a la musculatura intrínseca palmar. En la zona palmar de los dedos aparecen el pliegue interfalángico proximal correspondiente a la articulación interfalángica proximal (IFP) y el pliegue interfalángico distal, que corresponde a la articulación interfalángica distal (IFD). El pulpejo de los dedos es el segmento más distal de éstos, muy blando, permiten adaptarse a objetos muy pequeños (alfileres) al realizar las pinzas y con una gran sensibilidad superficial por encontrarse ricamente inervado (Fig. 1-1 A).

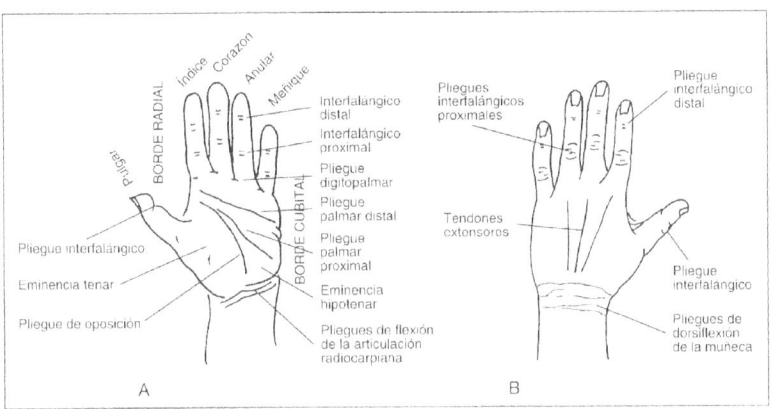

Fig. 1.1 Topografía de la mano. A) Pliegues palmares. B) Pliegues dorsales

1.1.2 Zona dorsal

La zona dorsal tiene una forma cuadrilátera, convexa en sentido transversal y vertical, sobre todo perceptible con la mano cerrada en puño Posee una piel fina, con algo de vello y mucho más elástica que la palma. En el dorso propiamente dicho se aprecian cuatro salientes óseos, sobre todo muy marcados cuando la mano está cerrada, que corresponden a las cabezas de los metacarpos de los cuatro últimos dedos (denominados popularmente nudillos). Se pueden observar además unas formas a modo de cuerdas correspondientes a los tendones de los extensores de los cuatro últimos dedos (más marcados los correspondientes al segundo, tercero y cuarto dedos), que discurren en forma divergente desde la zona carpiana hacia los dedos correspondientes, pasando por encima de la articulación metacarpo-falángica. Entre los tendones se puede apreciar unas pequeñas masas musculares que corresponden a la musculatura intrínseca dorsal de la mano. Cuando existe atrofia de estos músculos, los tendones sobresalen, mientras que los espacios comprendidos entre ellos, se hunden. A la altura de las articulaciones IFP se aprecian numerosos pliegues transversos de la piel visibles sobre todo con los dedos en extensión; éstos permiten la perfecta flexión de los dedos; no obstante, a la altura de las articulaciones IFD los pliegues son menos numerosos y menos profundos (Fig. 1-1 B)). Cuando los dedos están inflamados estos pliegues desaparecen. También resultan muy visibles las venas del dorso.

1.2 Elasticidad de la piel

La elasticidad de la piel en toda la mano y, sobre todo, en el dorso, en los dedos y en los espacios interdigitales, permite la gran variedad de los movimientos de esta. Cuando existe alguna afectación en que la elasticidad de la piel se ve alterada, los movimientos se van a restringir y se perderá la coordinación, la velocidad y la armonía de los gestos.

La pérdida de la elasticidad puede ocurrir simplemente cuando la mano ha estado inmovilizada durante un tiempo, debido a la aparición del edema o inflamación y también como consecuencia de cicatrices retráctiles.

1.2.1 Pliegues interdigitales

La elasticidad de los pliegues de la piel (entre los dedos), y de los ligamentos transversos de los metacarpos permite el movimiento independiente y selectivo en algunas profesiones en los que se precise que cada dedo actúe realizando una función distinta como en el caso de pianistas, violinistas, costureras, entre otros (Fig. l-2).

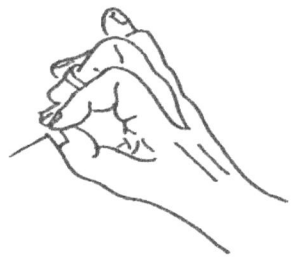

Fig. 1.2. Independencia de los dedos

1.3 Sistema Musculoesquéletico

El esqueleto de la mano está formado por el carpo con sus 8 huesos colocados en dos filas; continúa con los cinco metacarpos que forman la palma de a mano y que dan lugar a las articulaciones carpometacarpianas. El primer metacarpiano se articula con el trapecio y ambos forman la articulación trapeciometacarpiana, que da origen al dedo pulgar. Es una articulación muy compleja que permite movimientos en las tres dimensiones del espacio y, por tanto, muy comprometida desde el punto de vista mecánico ya que interviene en numerosas actividades de la vida diaria (AVD). Los metacarpianos se articulan por su cabeza con la base de la falange correspondiente a cada dedo formando la articulación MCF. Cada dedo posee tres falanges que se articulan unas a otras formando las articulaciones IFP e IFD, excepto en el caso del pulgar que sólo posee dos falanges, por lo que únicamente puede describirse una articulación interfalangicas. Según algunos autores lo que realmente le falta es el metacarpo, ya que este hueso en el pulgar se osifica como una falange.

1.3.1 Estructuras periarticulares blandas

De dentro afuera de la articulación se encuentran:

La sinovial, que segrega un líquido que lubrifica el deslizamiento de las caras articulares sin fricción (cuando existe inflamación se produce una *sinovitis* que puede dar lugar a una hipersecreción bastante lesiva para las superficies articulares).

La cápsula articular que, a modo de faja, envuelve la articulación evitando desplazamientos.

Los ligamentos (que en el carpo son palmare y dorsales, y que unen un hueso a su contiguo. En las articulaciones MCF, IFP e IFD se sitúan lateralmente, y son dos, uno interno y otro externo).

Los músculos, que son los elementos activos y que forman dos grupos: la musculatura intrínseca, cuyas fibras musculares están situadas a la altura de los metacarpos, en el dorso y en la palma de la mano, y los tendones terminales, cuya inserción se hace a modo de bandeletas laterales y dorsales, así como la musculatura extrínseca, cuyos cuerpos carnosos están situados en el antebrazo y llegan a la mano a través del ligamento anular por sus tendones terminales, discurriendo en la palma de la mano, a distintos niveles por las vainas tendinosas que permiten su deslizamiento de forma suave, sin fricción, y que terminan en la última falange de los dedos.

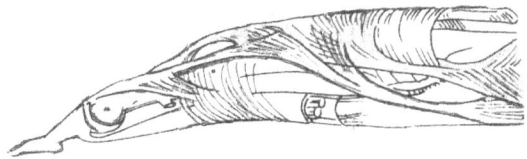

Disposición de las distintas estructuras en los dedos

Además de estas estructuras periarticulares blandas, en la mano se encuentran las *aponeurosis palmares,* profunda y superficial, que recubren la palma de la mano como una tela fina aunque en algunas zonas se engrosan formando bandas aponeuróticas, cuando se hipertrofian pueden dar lugar a la contractura de Dupuytren limitando el movimiento de extensión de los dedos. Los metacarpos están unidos por las bandeletas transversas; en número de tres unen el segundo dedo al tercero, y éste al cuarto; finalmente otra bandeleta une el cuarto al quinto dedo.

1.3.2. Musculatura intrínseca

La musculatura intrínseca está formada por los cuatro músculos *interóseos palmares* que actúan sobre el primero, segundo, cuarto y quinto dedos y los cuatro *interóseos dorsales,* que actúan principalmente sobre el segundo, tercero y cuarto dedos.
El dedo corazón no posee ningún interóseo palmar, pero tiene dos interóseos dorsales (para su disposición véase la Fig. 1-3 A) y los cuatro músculos *lumbricales* situados en la zona palmar (fig. 1-3 B).

Actuando de forma sincronizada realizan la flexión de la MCF, y la extensión de las articulaciones interfalángicas, y si actúan de manera independiente producen la separación o acercamiento de cada dedo de su contiguo. Cuando trabajan junto con los extensores pueden llegar a formar un aspa o una pinza latero-lateral. Esta musculatura resulta de gran importancia en el desarrollo de un movimiento hábil y armónico de los dedos: cuando se produce una alteración en su contracción por falta de inhibición, por rigidez o por rotura de sus medios de contención, la mano pierde funciones muy importantes, por lo que conviene realizar un estudio profundo y detallado de su situación y acción.

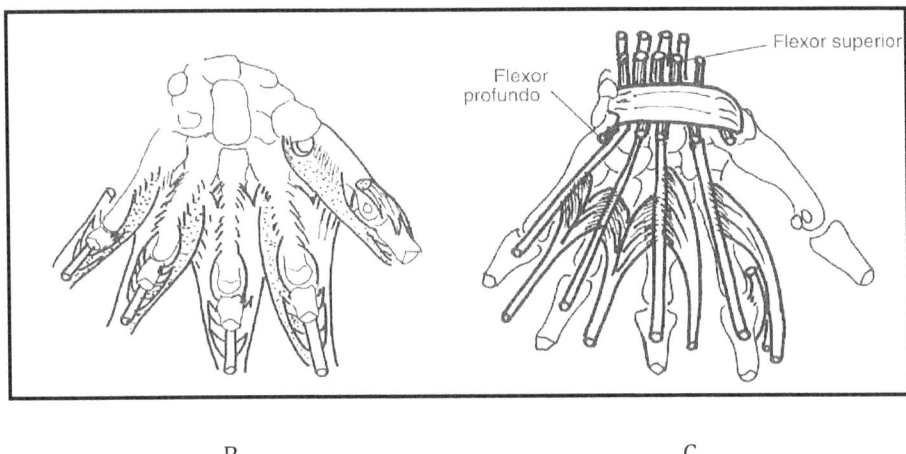

Fig. 1.3 B Disposición de la musculatura intrínseca. B) Músculos interóseos: ▢ Palmares ▦ dorsales. C) músculos lumbricales.

Además de estos músculos, en la palma de la mano se encuentran los músculos cortos propios del pulgar, que forman la eminencia tenar, y los músculos propios del meñique, que forman la eminencia hipotenar.

El pulgar

El pulgar debe su gran movilidad, por una parte, a las características de su articulación trapeciometacarpiana y su especial forma de las caras articulares ("en silla de montar", con un cartílago que le confiere los movimientos de una enartrosis o articulación esférica) y, por otra parte, a la disposición de los numerosos músculos que participan en sus movimientos y que le permiten describir un amplio círculo.

El pulpejo puede alcanzar al pulpejo de los demás dedos por separado gracias a su componente de rotación y, en su conjunto, oponiéndose a aquéllos y colocándose en el centro, con lo que puede asir objetos realizando la pinza polidigital o gestos como el popular "está buenísimo" (Fig. 1-4). Además puede acariciar la cara palmar y lateral de cada dedo, y la cara dorsal del índice prácticamente en su totalidad, así como sujetar cada dedo de forma independiente (Fig. 1-5)

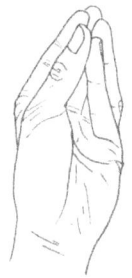 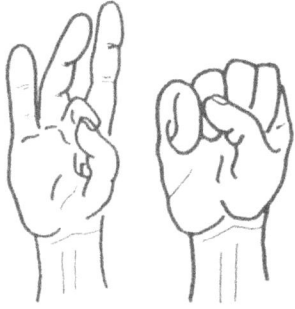

Fig. 1.4 Pinza polidigital   **Fig. 1.5** Acciones del pulgar

Músculos cortos

Los músculos cortos del pulgar, que divergen como un abanico desde la articulación MCF, son los siguientes: el abductor, el flexor corto del pulgar y el aductor, que se insertan en la parte proximal de la primera falange y en su cápsula; el oponente se inserta, enrollándose de dentro afuera a lo largo del primer metacarpiano (Fig. 1-6).

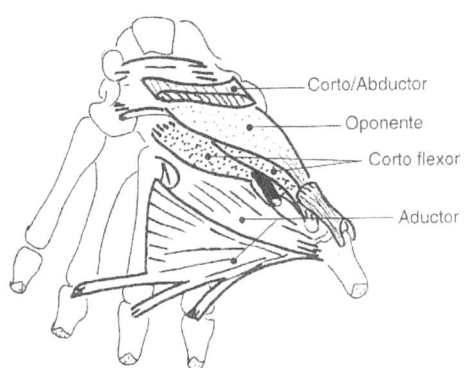

Fig. 1-6 Músculos cortos del pulgar

El abductor, el oponente y las fibras superficiales del flexor corto terminan en la zona superficial del trapecio y en el ligamento anular anterior del carpo; sus fibras profundas y el aductor finalizan sobre el trapecio y trapezoide. Además, las fibras transversas del aductor terminan a lo largo del tercer metacarpiano (estas fibras, cuando se inmoviliza el pulgar en aducción, se acortan formando una cuerda visible y palpable en la zona tenar cerca de la membrana interdigital, lo que hace que disminuya el espacio) no permitiendo la abducción y extensión del pulgar.

El primer interóseo dorsal posee un potente efecto sobre el pulgar y, junto con el aductor, acercan el dedo al borde radial palmar de la mano, aunque es necesaria la contracción del extensor largo para neutralizar su componente de oposición, sin embargo, cuando el pulgar se fija, atrae el índice hacia el pulgar). Todos estos músculos, cuando se contraen, conducen el pulgar hacia la palma de la mano, y permiten sostener fuertemente un papel presionando contra el borde radial de la mano.

Músculos largos

Los músculos largos que mueven el pulgar se originan en el antebrazo, aunque también tienen su efecto sobre la mano porque cruzan la muñeca. Éstos son el flexor largo del pulgar, que se sitúa en la zona anterior, y el abductor largo, extensor corto y largo del pulgar que se sitúan en su zona dorsal. El flexor, que termina en la base de la falange distal, es capaz de colocar a ésta en ángulo recto de flexión, lo que le permite alcanzar la zona hipotenar. El Extensor largo es el único que extiende la última falange. El extensor corto tiene, además, la característica de ser abductor.

Se podría afirmar que los músculos cortos son aductores y oponentes, y que los largos son separadores, con la excepción del flexor largo.

Los dedos

Además de la musculatura intrínseca (lumbricales e interóseos), a los dedos llegan los tendones de los músculos que se originan en el antebrazo. Son los flexores que penetran en la palma de la mano a través del ligamento anular del carpo (junto con el paquete vasculonervioso) y los extensores de los dedos que alcanzan la mano por su zona dorsal.

Los flexores, que discurren por sus vainas y poleas fibrosas, están situados en dos planos, uno superficial y otro profundo, y actúan sobre las falanges: el superficial sobre la falange proximal, originando la flexión de la articulación IFP y el profundo, además, sobre la falange distal realizando la flexión de la articulación IFD. Para que la última falange pueda flexionarse de forma selectiva es necesario que la articulación MCF e IFP sean estabilizadas por la contracción simultánea del extensor, del lumbrical y del interóseo del dedo correspondiente. El tendón de los músculos flexores se desliza por su vaina gracias a que el espacio interior se encuentra lubricado por una pequeña cantidad de líquido sinovial. Si a causa de una infección o de una lesión traumática o quirúrgica el tendón se adhiere a la vaina, éste no podría deslizarse, por lo que quedaría atrapado y sin posibilidad de realizar su función.

La acción conjunta de los flexores superficiales y profundos es la función de agarre (muy potente), necesaria para portar objetos pesados con asas estrechas situando el brazo a lo largo del cuerpo (maletas). También pueden soportar todo el peso del cuerpo e izarlo, como en actividades de escalada o en la gimnasia con anillas y trapecios.

Los extensores comunes de los dedos se originan en la zona dorsal del antebrazo; en número de cuatro llegan al dorso de la mano a través del ligamento anular dorsal del carpo y se extienden en forma de abanico; sin embargo, debe señalarse que el índice y el meñique, tienen además, un extensor propio, pero se unen al extensor correspondiente antes de alcanzar su falange proximal. Los tendones, que terminan en la base de las dos últimas falanges, actúan sobre todos los segmentos. Para su evaluación es necesario neutralizar su acción sobre las falanges pidiendo al sujeto que flexione los dedos y después extienda de forma selectiva las articulaciones MCF.

El meñique

Los músculos cortos que forman la eminencia hipotenar son: el músculo cutáneo, el abductor del quinto dedo, el flexor corto y el oponente (Fig. 1-7).

De éstos, los tres últimos son músculos motores del meñique, El abductor lleva el dedo hacia fuera del eje de la mano, es muy potente en funciones de apertura de la mano para abarcar objetos grandes y permite una gran amplitud y también para los pianistas, ya que con los dedos separados se alcanza la mayor distancia entre el pulpejo del pulgar y del meñique (octava). El flexor corto realiza la flexión de la primera falange y funcionalmente ayuda al flexor largo a sujetar con fuerza. El oponente dirige el dedo hacia la eminencia tenar a través de la tracción que ejerce en el metacarpo, llegando a alcanzarla.

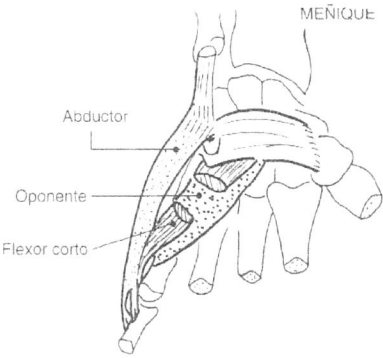

Fig. 1.7 Músculos cortos del meñique

Cuando la función de prensión de los dedos está comprometida permite sujetar un objeto (vaso) colocándose en el fondo de éste (Fig. 1-8). Además el meñique posee un lumbrical, así como un interóseo dorsal y otro palmar.

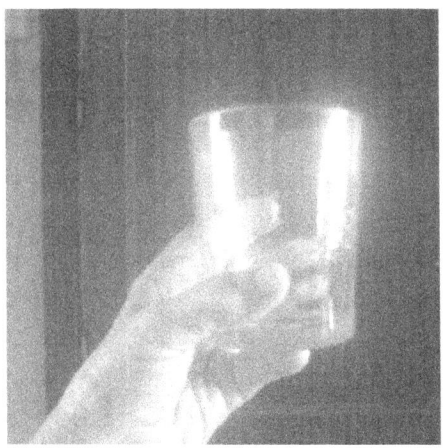

Fig. 1.8 Función de ayuda

Los músculos largos son, por su zona ventral, el flexor superficial y profundo del quinto dedo y, por su zona dorsal, el extensor largo del meñique, todos ellos actúan como lo hacen el resto de los dedos.

1.4 Funciones de las manos

En su conjunto, el miembro superior forma una unidad funcional que proviene de la escápula y termina en los dedos, y que precisa de todas sus amplitudes articulares y de su potencia muscular para que la mano alcance la habilidad, precisión y armonía que la caracteriza. Cuando el miembro superior está afectado en alguno de sus segmentos, la mano, que es el segmento más distal también se verá afectada, lo que repercutirá en la realización de los movimientos selectivos y con la perdida de la habilidad, la rapidez o la armonía.

Cuando se evalúa la mano desde el punto de vista funcional, hay que tener en cuenta que puede acercarse al cuerpo, solamente, si el codo tiene toda su amplitud del movimiento de flexión, y puede alcanzar una gran altura solo si la escápula tiene su amplitud normal; junto con el movimiento de retropulsión y rotación interna del brazo será capaz de alcanzar la parte posterior del cuerpo y podrá llegar a los objetos alejados si posee toda la amplitud de extensión junto con los movimientos de antepulsión y rotación externa que hace que la mano pueda alcanzar los objetos más elevados.

Todas las amplitudes de movimiento en los segmento proximales permite que la mano actúe en las actividades gestuales (expresión no verbal, danza etc.) también, en las actividades de la vida diaria y en las actividades laborales con gran precisión y armonía. Así pues, la mano depende de los movimientos de todo el miembro superior, lo que debe tenerse en cuenta cuando se lleva a cabo el tratamiento de una mano lesionada.

Las manos constituyen una herramienta perfecta, con movimientos especializados para cada actividad, tanto de fuerza como de destreza, con múltiples grados en cada una de las actividades para adaptarse a la forma, al peso y al uso del objeto.

Empujar y traccionar, coger y soltar, mantener y manipular, con una buena pericia motora, son acciones que precisan del trabajo combinado de los músculos monoarticulares y biarticulares que originan los movimientos.

En los movimientos selectivos de la mano resulta de gran importancia la desviación cubital de la muñeca y el movimiento de pronosupinación, en la que tanto el codo como la muñeca se encuentran muy implicados. Los movimientos sinérgicos de la muñeca respecto de los dedos necesitan de una perfecta integración para que puedan actuar coordinadamente. Los músculos responsables de esta coordinación son los lumbricales e interóseos, que regulan la contracción de los flexores y de los extensores de los dedos.

Es necesaria la estabilización de la muñeca en distintas posiciones para realizar numerosas actividades con objetos que prolongan la mano, por ejemplo, escribir, golpear con un martillo etc., acciones en las que los dedos actúan manteniendo el útil de trabajo, mientras que el codo y el hombro son los que regulan el movimiento, la velocidad y la fuerza.

1.4.1 Función de manipulación

La mano puede describirse como un segmento en el que se encuentra integrada dos funciones importantes: de *fuerza y de habilidad*. La función de fuerza se realiza a expensas, de la parte externa o cubital de la mano formada por los dedos anular y meñique, que son los que más fuerza de presión desarrollan al oponerse a la palma de la mano en la zona metacarpo palmar. La función de destreza, encargada de los movimientos finos y de precisión, corresponde a la mano externa, formada por el pulgar, el índice, y el dedo corazón. Cuando se utiliza una herramienta, cuyo agarre implica toda la mano, trabajan simultáneamente; la mano de fuerza mantiene la herramienta con firmeza mientras que la mano de destreza dirige el movimiento (Fig 1-9 A) y B).

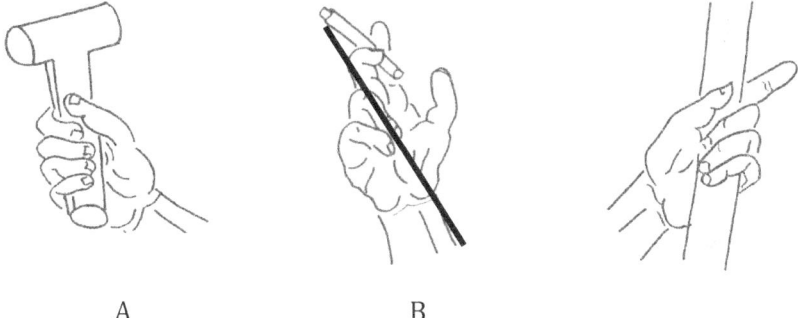

A   B

Fig. 1.9 A) mano de fuerza B) mano de destreza   **Fig. 1.10** Función de fuerza

La pérdida de la prensión, en la mano de fuerza, en los obreros manuales, representa una incapacidad muy importante respecto al uso de las herramientas. En el uso diario estaría comprometido, por ejemplo, tirar de la cinta de una persiana (Fig. 1.10) o coger un cazo por el mango.

Ambas funciones también pueden activarse de forma simultánea, pero en tareas diferentes; por ejemplo, la mano interna puede mantener unas monedas cogidas, mientras la mano externa, actuando de forma independiente, las recoge una por una (Fig. 1-11 A) o la mano externa manipula un cigarrillo mientras la mano interna sostiene una taza de café, etc.

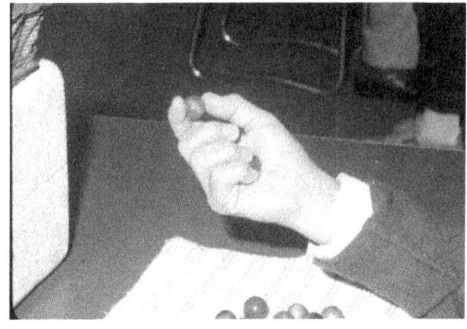 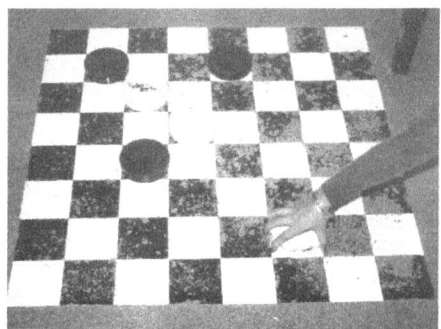

Fig. 1.11 A) Independencia de los dedos   **Fig. 1.11** B Juego adaptado

Sin embargo, ambas trabajan conjuntamente cuando se necesita coger un objeto cilíndrico voluminoso (una botella) o un objeto circular grande (Fig. 1-11 B).

El pulgar

La función más importante del pulgar es la de oponerse a los demás dedos, lo que permite las tareas de destreza empleando las distintas formas de realizar la pinza. Gracias a su componente de rotación puede llevar a cabo las distintas clases de pinzas; pinza termino-terminal, bidigital, polidigital, lateral, etc. Para realizar la evaluación de la fuerza de oposición real del pulgar la muñeca debe colocarse de manera estabilizada en algunos grados de dorsiflexión. Cuando la muñeca se coloca en flexión palmar, el pulgar está relajado y desciende hacia la palma de la mano colocándose en oposición, pero no es una oposición efectiva. La oposición real del pulgar lo dirige hacia el meñique sin flexión de su última falange, o con una ligera flexión de la falange (Fig. 1-12) y la muñeca debe permanecer en dorsiflexión; cuando la oposición se hace solamente con la flexión de la falange distal, no es normal.

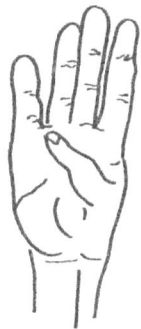   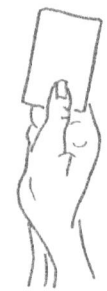

Fig. 1.12 Oposición real del pulgar   **Fig. 1.13** Pinza latera

La pinza lateral que el pulgar realiza con el índice permite múltiples tareas como coger un papel, (Fig. 1-3), o una llave.

En estas acciones, el pulgar empuja al índice hacia la desviación cubital, desviación que ya presenta de forma fisiológica.

Cuando se produce una inestabilidad articular de las articulaciones MCF de los otros dedos, esta desviación puede comprometer a todos ellos empujándolos hacia una desviación cubital exagerada que los coloca en ráfaga, como ocurre en algunas deformaciones causadas por la artritis reumatoide.

Los dedos

Los dedos además de los movimientos de flexión y extensión que se realiza gracias a las articulaciones MCF, IFP, e IFD, pueden llevar a cabo movimientos laterales a expensas de las articulaciones MCF, lo que les permite acercarse o separarse de sus contiguos, con movimientos sinérgicos (Fig. 1-14 A).

Cuando los dedos se flexionan, se juntan dirigiéndose todos hacia la eminencia tenar, (lo que permite realizar la función de prensión con fuerza sin intervención del pulgar) (Fig. 1-14 B) y cuando realizan una fuerte extensión los dedos se separan, con un movimiento divergente, colocándose "en abanico" (lo que permite abarcar objetos grandes con la intervención del pulgar).

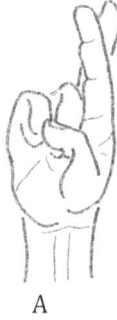 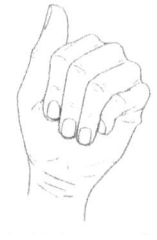

A	B
Fig. 1.14 A) Movimientos laterales de los dedos	**Fig. 1.14 B)** Convergencia de los dedos

Estos movimientos, en su conjunto, permiten la independencia de cada dedo y dan lugar a una variada gama de gestos de los dedos hasta el extremo de poder comunicarse con ellos (sordomudos) gestos que resultan muy necesarios en algunas profesiones (p. ej., costureras o músicos) (Fig. 1-15).

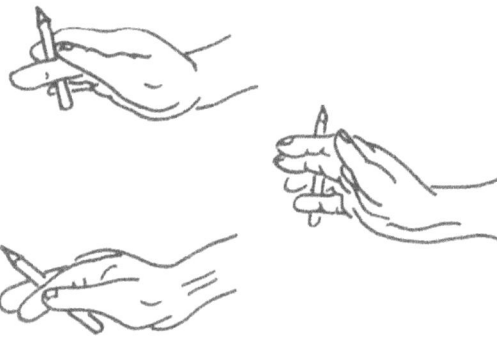

Fig. 1.15 Actividad gestual y de independencia de los dedos

El meñique

El meñique es el dedo que posee una mayor fuerza de prensión, con una musculatura propia que, en los casos de amputaciones, en los que faltan los otros tres dedos, se opone y hace pinza con el pulgar, llegando a hipertrofiarse; adquiere tal fuerza muscular que, con esta pinza puede incluso llegar a coger objetos pesados como un bolso y ser totalmente funcional para la escritura y otras tareas de la vida cotidiana (Fig. 1-16).

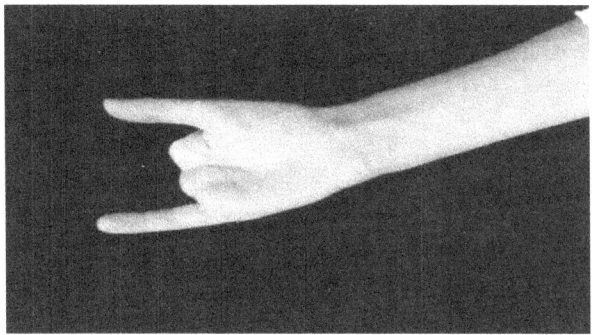

Fig. 1.16 Hipertrofia del meñique

1.4.2 Función receptora de las manos

Ahuecar la mano

Es la facultad que posee la mano de producir una concavidad, gracias a los arcos trasversales y longitudinales, para lo cual debe tener una gran elasticidad de los elementos blandos intrapalmares y de la piel del dorso. Funcionalmente sirve para recoger y mantener elementos pequeños o muy pequeños como botones, monedas, alimentos. Cuando ambas manos se juntan se amplía la concavidad y el sujeto es capaz de coger agua para lavarse o beber (formando un cuenco con ellas), (Fig. 1-17);

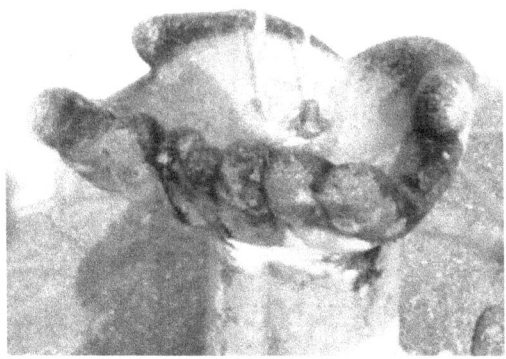

Fig. 1.17. Función receptora

Para conseguir esta función, es preciso que el antebrazo esté libre para poder realizar la supinación total, ya que las palmas deben colocarse hacia arriba con los codos en flexión. Los dedos han de juntarse totalmente unos a otros con fuerza para evitar fugas del elemento mantenido, y producir el arqueamiento de la palma de forma transversal, oblicua, y longitudinal (Fig. 1-18).

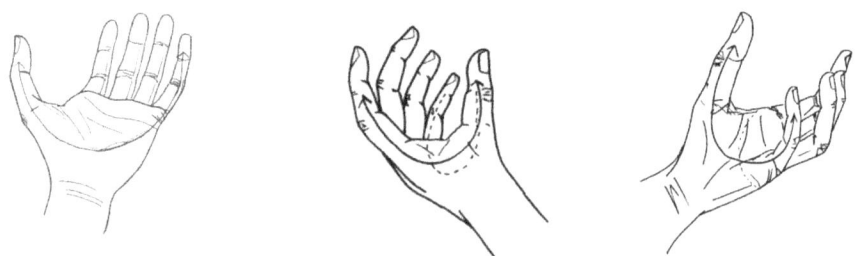

Fig. 1.18 Arcos palmares según Kapandji

1.4.3 Función de apoyo

Aplanar la mano

Otra función de la mano es la de apoyo estable y natural, y de protección, cuando se produce una caída del cuerpo, sobre todo anterior o lateral, para que la cara no roce el suelo. La mano, en este caso, se aplana totalmente realizando un apoyo palmar. Esta función sirve, así mismo para empujar objetos pesados sin posibilidad de agarre o para ayudar a la otra mano a realizar una fuerza de tracción; por ejemplo al abrir una puerta que se resiste, una mano tira del pomo o de la llave, mientras que la otra se apoya fuertemente con la mano abierta en la pared contigua.

La huella de apoyo correcta corresponde sobre todo a las zonas del carpo (*talón de la mano),* hipotenar, palmar y tenar, como se observa en la figura 1-19 A; los dedos presentan superficies de apoyo intermitentes, y se marcan claramente los pliegues palmares en los que no se realiza apoyo.

Para que la mano pueda apoyarse en un gesto normal es preciso que el brazo pueda colocarse totalmente en pronación con la muñeca en dorsiflexión completa y con el codo en extensión. El apoyo entonces es mayor en la zona del talón de la mano (Fig. 1-19 B). Es una zona de apoyo natural.

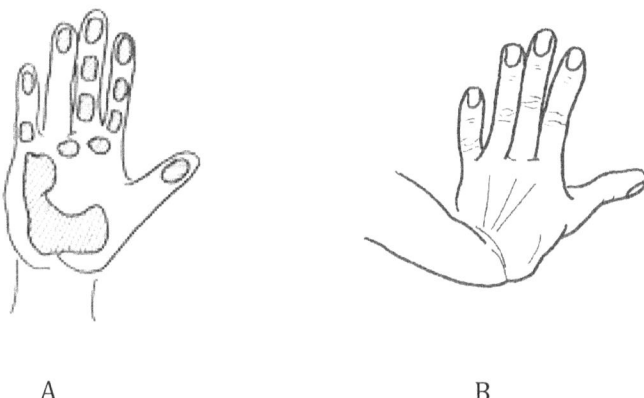

Fig. 1.19 Apoyos naturales (*talón de la mano*). A) Huella palmar. B) Función de apoyo

1.5 Inervación

La mano es un órgano sensorial complejo, la sensibilidad está desarrollada, sobre todo, en los pulpejos de los dedos, donde adquiere su mayor especialización táctil. Los mecanorreceptores sensoriales situados en la mano recogen la información, que es trasmitida por medio de los influjos aferentes hacia un área de la corteza cerebral bastante extensa, donde se vuelven legible para dar una respuesta adecuada. La percepción táctil de la mano desempeña un papel muy importante que oscila entre la exploración del mundo exterior y el conocimiento y reconocimiento, y permite actividades sin el control visual. Además, tiene un papel importante en su propia protección evitando lesiones cuando manipula ciertos objetos peligrosos debido a su percepción térmica, dolorosa y táctil.

Gracias a su sistema sensorial y propioceptivo puede manipular todo tipo de objetos adecuando las presiones diversas al volumen y textura de cada uno; cuando estos sistemas fallan en su conjunto (en lesiones centrales), la mano se vuelve torpe con movimientos incoordinados que precisan de un control visual total para que pueda llevar a cabo los movimientos necesarios con un fin útil.

1.5.1 Reparto nervioso

Los nervios encargados de recoger y transmitir estas sensaciones son: el nervio mediano, el cubital y el radial por sus ramas sensitivas superficiales distribuidas por la mano y por los dedos formando un mapa dérmico bastante delimitado (Fig.1-20 A) B).

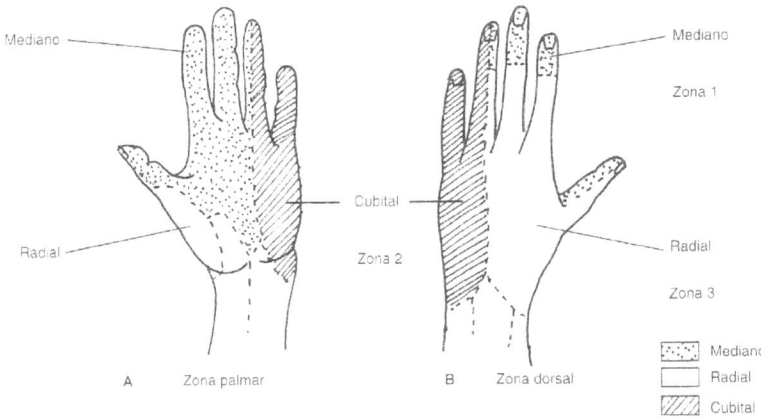

Fig. 1.20 A y B Mapa del reparto nervioso

No obstante, las alteraciones sensitivas en la mano pueden deberse a lesiones en niveles mucho más proximales del miembro, como consecuencia de traumatismos o compresiones nerviosas ocurridos en el húmero o en el codo, ya que, la sensibilidad de la mano proviene de raíces nerviosas que descienden desde C5, a D1, y que formando los nervios radial, cubital y mediano tienen sus terminaciones en distintas zonas de la misma.

El nervio mediano controla un gran territorio palmar y es responsable de la percepción táctil en los pulpejos de los dedos pulgar índice y corazón, es decir los tres dedos más importante en la manipulación. También es responsable de la sensibilidad de la mitad externa del dedo anular.

Cuando se produce la lesión del nervio mediano, el sujeto emplea el dedo meñique y el anular para coger los objetos, quedando el resto de los dedos sin contactarlo. Cuando su acción motora está afectada produce la parálisis o paresia de los flexores de los dedos comprometiendo la función de prensión para asir objetos con fuerza y la de oposición y flexión del pulgar, lo que impide la función de éste para realizar la pinza.

El nervio cubital es responsable de la sensibilidad de un tercio interno de la palma, de todo el dedo meñique y de la mitad interna dorsal y palmar del dedo anular. Desde el punto de vista motor, su lesión puede comprometer la función para coger objetos de gran tamaño debido a la falta de control de los músculos interoseos que no pueden realizar el control de la regulación de la extensión de las falanges proximales y distales ni la separación de los dedos. La mano se aplana y la palma pierde volumen, estrechándose; los dedos se colocan en garra, ("mano de simio") y el pulgar se sitúa en un plano dorsal con incapacidad para hacer la pinza real.

El nervio radial Transmite la sensibilidad de los dos tercios externos del dorso de la mano, de los dedos primero, segundo y tercero, del dorso de las falanges del pulgar, así como de parte de la eminencia tenar y del dorso de las falanges proximales del segundo y tercer dedos y la parte externa del cuarto dedo.

Desde el punto de vista funcional, la lesión del nervio radial dificulta la estabilización de la muñeca en dorsiflexión, actitud necesaria para sujetar los objetos con fuerza. También se produce una incapacidad para extender los dedos al coger los objetos, estabilizando la dorsiflexión de la muñeca.

Cuando los nervios se lesionan producen sensaciones desagradables en el territorio de la lesión que el paciente describe de forma muy diferente: hormigueos quemazón, rechazo a los contactos, acorchamiento, insensibilidad, etc. Las alteraciones de la sensibilidad de la mano pueden ser debidas a compresiones, como ocurre en el síndrome del carpo (compresión del nervio mediano con alteración de la zona 1), a fracturas del carpo o del cúbito y el radio que pueden lesionar el nervio cubital y/o radial, o las fracturas en zonas más altas como las de codo, que pueden dar lugar a alteraciones de la sensibilidad en la mano, concretamente en la zona 2 y 3. En las laceraciones traumáticas o quirúrgicas de la piel pueden lesionarse las terminaciones nerviosas más distales que tardan un tiempo en reorganizarse hasta volver a adquirir una sensibilidad normal; incluso, en ocasiones, esta sensibilidad no se recupera del todo.

Los receptores cutáneos se sitúan en su mayor parte en la dermis, donde se ubican los corpúsculos de Meissner y las células de Melker; algunos receptores, como los corpúsculos de Pacini, sin embargo, se encuentran en la epidermis. Los corpúsculos de Meissner son los que tienen más posibilidades de reinervación, porque poseen más fibras nerviosas (reconocen el tacto dinámico); Las células de Melker, que sólo poseen una fibra nerviosa para varias células, reconocen el tacto estático. Los pulpejos de los dedos son los más sensibles al tacto ya que tienen una amplia red de terminaciones nerviosas. Una mano que sufre una lesión de sus nervios periféricos debido a lesiones cutáneas o a compresiones nerviosas pierden la capacidad para el reconocimiento de las sensaciones en el dermatoma implicado, y el mensaje trasmitido al sistema nervioso central es imperfecto.

La sensibilidad juega un papel muy importante en el uso o la recuperación funcional de la mano. Una mano sin sensibilidad es una mano inútil, mientras que otra sensitivamente normal podrá ser utilizada con las secuelas motoras que presente adaptándola, con un tratamiento adecuado, a su situación. Por tanto las alteraciones sensitivas de la mano pueden provocar más incapacidad que una lesión motora, ya que el individuo pierde la percepción de protección elemental, con graves riesgos de lesionarse en la zona afectada. Morberg señaló que *"una mano sin sensibilidad es una mano ciega"*.

1.5.2 Evaluación motora funcional

Cuando un nervio se lesiona la alteración en la función estará en relación directa con la gravedad de la lesión del nervio lesionado y se podrá evaluar de una manera simple.

Para evaluar el nervio mediano debe hacerse la pinza con el pulgar y el pulpejo del dedo meñique. La última falange del pulgar debe estar en extensión, se activa así el oponente del pulgar.

El cubital puede evaluarse pidiendo al sujeto que cruce los dedos, índice y corazón, éste sobre el aquel. Se contraen, de esta manera, el primer interóseo palmar y el segundo interóseo dorsal, ambos inervados por el cubital.

Para evaluar el nervio radial, hay que obtener la extensión del dedo índice en el gesto de señalar.

Después de una lesión nerviosa pueden aparecer algunos signos de atrofia con pérdida de los volúmenes de la masa muscular del territorio inervado. El primer signo de recuperación es la contracción mínima de un músculo inervado por este nervio, posteriormente aparece el movimiento y después se puede activar de manera funcional al poder luchar contra la gravedad y la resistencia.

El desequilibrio muscular que se origina a causa de la lesión puede provocar acortamientos de los músculos intactos y, en consecuencia, ciertas deformaciones típicas y predecibles que habrá que evitar desde el principio de la lesión con férulas en posiciones de corrección así como con el aprendizaje por parte del paciente para realizar una automovilización con el propósito de conservar las amplitudes articulares normales y la elasticidad de la piel.

La recuperación nerviosa espontánea se realiza de proximal a distal, y depende de la distancia existente entre la zona de la lesión y el músculo o los músculos implicados. Por regla general transcurren varios meses en las contusiones y las lesiones parciales, ya que según algunos autores, la regeneración se lleva a cabo a una velocidad teórica de 1 mm al día. La regeneración no será posible si se ha producido una sección total del nervio, en cuyo caso sería precisa su reparación quirúrgica. El terapeuta interviene en algunos casos antes de esta reparación y también posteriormente a la misma.

En las lesiones de los nervios periféricos la sensibilidad puede estar alterada en el territorio correspondiente a la inervación sensitiva; al área cutánea que queda anestesiada se denomina "zona autónoma". Además hay una zona periférica denominada zona "intermediaria", que recupera la sensibilidad en los días siguientes a la lesión por la invasión de los nervios limítrofes.

1.5.3 Evaluación sensitiva

Existen diferentes tipos de test para medir la sensibilidad residual, entre ello podemos encontrar.

1. *El Picking-up test de Moberg.* Es un test funcional y se realiza pidiendo al paciente que coja distintos objetos, los reconozca y los coloque en un recipiente, todo ello con los ojos vendados. El test mide el tiempo empleado y la forma de ejecución.

2. *El test de Werber.* Discriminación de dos puntos de forma estática. Midiendo cual es la distancia más corta que el individuo puede percibir y comparándola con la mano sana.

3. *Test de Dellon.* Este autor introdujo el concepto de la distinción de dos puntos dinámicos. Consiste en contactar con los dos puntos la superficie de la piel de forma rápida y continua.

4. *Los monofilamentos de Semmes y Weinstein.* Poseen 20 grosores distintos que miden 64 áreas de diferente sensibilidad en la mano. Su uso no se ha

generalizado por considerar que no todos los dispositivos comerciales poseen un buen anclaje y porque sus terminaciones no reunían los mismos cortes. Sin embargo, en terapia ocupacional, puede aprovecharse el test abreviado de cinco monofilamentos para evaluar la progresión en el tratamiento.

La cotación empleada para la evaluación de la sensibilidad según la escala de Hichet, modificada por Zachary es la siguiente.

Sensibilidad 0 (S.0). Ausencia total de sensibilidad en la zona autónoma.

S.1. Sensibilidad dolorosa profunda.

S.2. Sensibilidad táctil y dolorosa.

S.2+. Igual que S.2 pero con reacción subjetiva exagerada (rechazo al contacto).

S.3. Recuperación de la sensación dolorosa y táctil

S.3+. Igual que S.3, pero con recuperación de la sensibilidad discriminativa entre dos puntos superior a 1 cm.

S.4. Discriminación entre dos puntos inferior a un centímetro.

La sensibilidad de protección se encontraría entre S1 y S3, y la sensibilidad discriminativa cuando está entre S.3+ y S4.

> *Existe una gran batería de test que resultan útiles para realizar un seguimiento de la evolución de las lesiones nerviosas periféricas y constituyen un documento gráfico que puede consultar el equipo multidisciplinar que atiende al sujeto, pero no son útiles como tratamiento.*
>
> *Hay que hacer una diferenciación entre sensación y sensibilidad. Sensación es el mecanismo fisiológico (percepción del calor, frio, dolor y tacto) y sensibilidad es la capacidad del paciente para interpretar los estímulos (facilitan la función motora el reconocimiento y la discriminación).*

Además de evaluar la función motora y la sensibilidad, deben observarse los trastornos tróficos y vasomotores que dependen del sistema simpático vegetativo, ya que la piel se vuelve lisa y brillante, pierde su elasticidad y se torna vulnerable a los traumatismos. Aparece fría y pálida, y las uñas se vuelven quebradizas y con surcos.

1.6 Reprogramación sensoriomotriz de la mano

Cuando una mano se lesiona se adquieren mecanismos de movimientos que compensan la función alterada o perdida empleando para ello otras modalidades de movimiento que no corresponden al esquema del gesto normal, pero que facilitan la tarea.

Estos mecanismos compensatorios pueden deberse a la pérdida del esquema motor por el tiempo de inmovilización, al miedo a producirse dolor al contacto con los objetos y/o a la interrupción de las aferencias sensitivas por la propia lesión.

Para lograr una reprogramación del gesto normal es necesario conseguir la elasticidad en todas las pequeñas articulaciones, de la piel y de todos las estructuras blandas periarticulares (para alcanzar las amplitudes normales de movimiento), así como realizar un tratamiento para mejorar la sensibilidad superficial y profunda, ya que, como se ha comprobado con anterioridad, éstas desempeñan un papel muy importante en la utilización de la mano. Además, deben introducirse los esquemas normales de movimiento de todo el miembro superior y no exclusivamente de la mano.

La reprogramación sensoriomotriz intenta provocar las respuestas motoras a partir de los estímulos sensoriales táctiles y visuales (ya que estos informan de la distancia a la que se encuentra el objeto, así como de su forma, volumen y peso). El terapeuta ocupacional por medio de diversos objetos empleados de forma específica y repetitiva, irá introduciendo las diversas modalidades de manipulación inherentes a la mano y que corresponden a las actividades de la vida cotidiana en los distintos ambientes en que se desenvuelve el sujeto (personal, de ocio o laboral).

La utilización de los movimientos de compensación debería evitarse en algunas patologías; sin embargo, en otras, estos gestos de compensación serán los que deberán desarrollarse y entrenarse (aunque no resulten ser normales) para conseguir una función útil.

Biofeedback

La recuperación en la función de la mano exige, sobre todo en un principio, la percepción visual y una gran atención por parte del sujeto para llegar a realizar un movimiento con información sobre la acción cumplida y la posibilidad de poder rectificar el programa motor, si el movimiento no corresponde al gesto normal.

En terapia ocupacional, este control se ve facilitado por el hecho de utilizar diversos objetos de uso habitual y por realizar los movimientos impuestos con su uso funcional en las actividades de la vida diaria, empleando un patrón normal en cada tarea y con el menor desgaste de energía posible.

> *Hay que tener en cuenta que toda la habilidad de la mano depende en gran parte de la funcionalidad de todo el miembro superior.*

2. MEDIOS AUXILIARES DE TRATAMIENTO

BAÑOS DE PARAFINA
Forma de utilización

BAÑOS DE REMOLINO (VIBRABATH)

CRIOTERAPIA
Forma de utilización

VENDAJES COMPRESIVOS CON VENDAS ELÁSTICAS
Formas de utilización

FERULAS U ORTEIS
Formas de utilización

ARCILLA
Formas de utilización

ARENA
Formas de utilización

Introducción

En rehabilitación se dispone de distintos medios para preparar la mano frente al trabajo activo y facilitar de esta forma las distintas funciones. En terapia ocupacional se emplean los recursos físicos existentes en Rehabilitación que, posteriormente, van a facilitar al sujeto la realización de su autotratamiento con el mínimo dolor y un máximo de eficacia.

Por esta razón se emplea la termoterapia en la modalidad de calor con baños de parafina y, crioterapia con baños de inmersión en hielo. Además de éstos medios se utilizarán desensibilizantes del dolor, como la arcilla y la arena y medios de tracción y de reposo articular como las férulas personalizadas (realizadas en el departamento de terapia ocupacional) y las vendas de corta extensibilidad.

Todos estos medios auxiliares, empleados en el momento oportuno y con la atención que el tratamiento de las manos requiere, ayudarán a la mejoría progresiva del paciente en el uso de su mano.

2.1 Baños de parafina

La parafina es una sustancia grasa derivada del petróleo. Para su utilización terapéutica debe tener un poder de licuación de un máximo de 42º a 45º C, ya que debe proporcionar un calor agradable sin sensación de quemazón. (La parafina también se emplea para otros usos por lo cual suele venderse con distintos grados de licuación); Hay que tener en cuenta que algunos sujetos pueden presentar una alteración de la sensibilidad unas veces por exceso (hiperestesia) y otras veces defecto (hipoestesia). Si la licuación se realiza a una temperatura más alta, próxima a los 50º C no se quedaría pegada a la piel para formar una buena capa, llegaría a causar una sensación desagradable e incluso podrían producirse quemaduras. Cuanto más amplia y más gruesa sea la capa que se forme, más tiempo conservará el calor y producirá más sudoración.

El uso terapéutico de la parafina posee dos objetivos; el primero, realizar una pequeña compresión en toda la superficie de la piel tratada, lo que ocurre al enfriarse, esto favorece el drenaje del edema, y segundo, preparar las estructuras blandas periarticulares y obtener, de esta forma, una relativa analgesia produciendo un calor seco (la humedad observada en ocasiones cuando la parafina se retira de la mano es producida por la sudoración) que favorece, *a posteriori*, la movilización pasiva y activa de las articulaciones tratadas.

Formas de utilización

Como se vende en bloques sólidos, en principio, debe licuarse siguiendo el método de "baño María". Sin embargo, con la práctica se ha observado que es más fácil y económico licuarla directamente en una fuente de calor, pero mezclada con una parte de agua, lo que permite que no llegue a oxidarse (no se vuelve rancia), y favorece su limpieza y esterilización, lo que permite que pueda reutilizarse durante tiempo prolongado (este método se utiliza en algunas freidoras de cocina industriales).

En los servicios de Rehabilitación existen tanques especiales. Si el tratamiento se realizara en el domicilio, se coloca en un envase alto con agua y con la parafina, éste se coloca a la fuente de calor para que se derrita la parafina. Si el envase tiene termostato el calor no debe superar nunca los 50º C, porque estaría demasiado caliente para que se adhiera a la mano. Para comprobar la temperatura de la parafina cuando no se dispone de termostato debe introducirse un palo en la misma y, si se queda pegada a éste se podrá meter la mano; si se percibe brillante y con una ligerísima capa habrá que esperar a que se enfríe un poco.

Cuando la parafina alcance la temperatura deseada, se introducirá la mano lo más plana posible y se extraerá rápidamente, ya que si se deja inmersa la capa que se haya adherido al introducirla puede deshacerse, y además se calentará la mano. De esta forma, en la siguiente inmersión no se quedaría pegada una segunda capa. Si su uso es el correcto, la capa que se forme parecerá un guante grueso. El grosor está directamente relacionado con el tiempo de conservación del calor; el guante así obtenido sirve de aislante ya que conserva su calor durante más tiempo.

El guante fino, que indica que la parafina está demasiado caliente, se enfría rápidamente, y no produce un beneficio mayor que el que se lograría si se introdujera la mano en agua caliente, mientras que el guante grueso, al conservar el calor durante más tiempo y comprimir más la piel, tendría una eficacia superior, el calor alcanzaría una mayor profundad y habría más sudoración, por lo tanto más drenaje.

Al introducir la mano deben colocarse los dedos relajados y separados, de forma que se produzca el contacto de la parafina por toda la superficie de la piel (no debe introducirse la mano en forma vertical). Deben realizarse tantas inmersiones como sean necesarias para obtener un guante grueso, teniendo en cuenta que no debe introducirse de nuevo la mano hasta que la capa esté opaca y sin brillo, lo que indica que está lo suficientemente fría como para que en la siguiente inmersión se adhiera correctamente (Fig. 2-1).

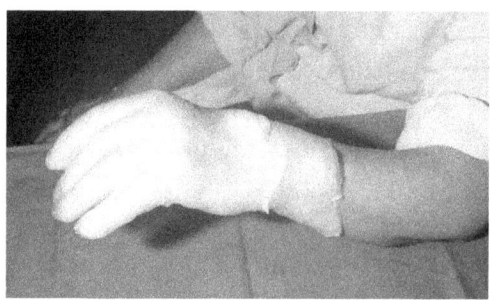 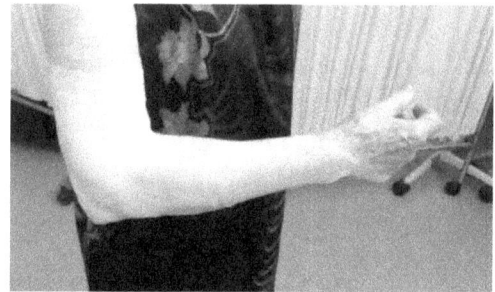

Fig. 2.1 Capa gruesa de parafina

Una vez obtenido el guante, para que conserve el calor durante más tiempo se procederá a introducir la mano en una bolsa de plástico y se envolverá en una toalla, cuidando de no romper el guante. Mantenida de esta forma durante 15 min producirá la reacción de vasodilatación que se busca con esta técnica. Una vez transcurrido este tiempo, se retirará la bolsa de plástico y después la parafina (para que no se quede pegada al plástico), se limpiará la mano con la toalla, pero sin lavarla, y se procederá a realizar el tratamiento específico que se precise.

> *Si existe inflamación la mano debe colocarse en elevación durante el tiempo de exposición. Es importante observar si la mano está demasiado caliente antes de introducirla en la parafina; en ese caso sería preferible utilizar el baño con hielo (crioterapia).*

Nota: Cuando se observe que la parafina está sucia puede procederse a su limpieza y esterilización. Para ello, una vez fría, se retirará del envase (sale en un bloque sólido) se quitará con un cuchillo la parte sucia, se limpiará el recipiente, se cambiará el agua y se procederá a hervirla, una vez fría y sólida quedará lista para su reutilización. El poder reutilizarla, hirviéndola, resulta más económico y se evitará el riesgo de infecciones por hongos.

2.2 Baños de remolino (vibrabath)

Se trata de un chorro subacuático de agua mezclada con aire que mueve el agua contenida en un tanque a una temperatura aproximada de 40º a 42ºC.

Puede utilizarse para producir un masaje suave si se sitúa la mano alejada de la salida del chorro, mientras que si se acerca más al chorro, el masaje ejercido sería mucho más profundo y tendría un efecto de desensibilización en zonas con cicatrices sensibles, pero con buena cicatrización ablandando y facilitando el deslizamiento de los tejidos en profundidad debido a la presión que ejerce el agua sobre ellos. El chorro puede ser graduado, por lo que resulta fácil conseguir el efecto deseado.

Sin embargo, podría estar contraindicado su uso en manos inflamadas debido a la posición de declive que deben mantener durante el tiempo de exposición al chorro y que podría agravar la inflamación, salvo que se pueda encontrar una postura en la que se anule el declive. El tiempo de exposición puede ser variable, entre 5 o 10 min.

2.3. Crioterapia

El hielo es un medio auxiliar muy eficaz en el tratamiento de la inflamación de la mano, sobre todo cuando presenta ciertas características como dolor, tumefacción, edema, alteración del color y calor. Mezclado con agua a partes iguales permite que ésta alcance una temperatura muy baja, cuyo efecto va a ser proporcionar la disminución del metabolismo, vasoconstricción e hiperemia reactiva a continuación. Se utiliza como antiflogístico y para disminuir el dolor y el espasmo muscular. Con esta técnica se obtiene un bombeo vascular y en consecuencia, la reabsorción del edema (su efecto es similar al que produce los baños de contraste).

Forma de utilización

El hielo se utiliza en forma de cubitos por ser el medio en que se encuentra más fácilmente al alcance de la mano. Se mezcla con una parte equivalente de agua para que ésta alcance una baja temperatura. Se realiza la inmersión de toda la mano y se mantiene en el baño durante 4 s (dependiendo de la tolerancia del paciente ya que sentirá dolor); se saca del agua y se mantiene fuera tanto tiempo como tarde en desaparecer el dolor (la mano en este momento se está recuperando de la vasoconstricción producida); se realiza una segunda inmersión en las mismas condiciones, y así sucesivamente hasta cuatro o cinco inmersiones. Como a medida que se hacen las inmersiones la mano se enfría más y el dolor puede ser más intenso, será necesario que se restrinja el tiempo de inmersión a 2-3 s en la última inmersión dependiendo siempre de la tolerancia del paciente.

> *Esta forma de aplicación es más eficaz que si se envuelve la mano en un paquete de gel frío, porque esta exposición al frío no es uniforme por la dificultad de adaptación del bloque a la mano, recibiendo más frío las partes más sobresalientes, Sin embargo, con los baños de inmersión toda la superficie de la piel de los dedos recibe el frío de manera uniforme, por lo que resulta la forma más eficaz de tratamiento.*

Posteriormente se procederá a vendar y colocar la mano en elevación durante 15 min, a continuación de lo cual se realizarás las actividades necesarias. En algunos casos, si la mano no presenta edema, es conveniente realizar un tratamiento combinado, al principio de la sesión se aplica los baños de parafina y al final el de crioterapia.

> *Este tratamiento se aplicará en un principio bajo supervisión médica, ya que puede estar contraindicado en pacientes cardiacos o con alteraciones vasculares (síndrome de Raynaud).*

2.4 Vendajes compresivos con vendas elásticas

Los vendajes compresivos se utilizan en los procesos inflamatorios, leves o graves como en el caso de una alteración simpático refleja (Shudek) para favorecer el drenaje del edema, así como para prevenir las rigideces que aparecen debidas a dicha inflamación, ya que facilitan los estiramientos de las estructuras blandas; se logra así la flexibilización de las articulaciones afectadas.

El vendaje compresivo de las manos puede utilizarse como un tratamiento pasivo para lograr una mayor longitud de las estructuras periarticulares blandas (cápsulas y ligamentos) y de los elementos músculotendinosos, así como para favorecer el drenaje del edema. El estiramiento continuado presionando de forma moderada y cuidando los límites del dolor que el paciente puede tolerar, resulta muy efectivo cuando existen retracciones o acortamientos fibromusculares o cuando se prevé que puedan aparecer estas retracciones (en manos inflamadas).

Formas de utilización

Las vendas deben ser de corta extensibilidad (60-90 %), suaves y de algodón al 100 % con ellas se puede ejercer una presión suficiente pero no excesiva cuidando de no producir demasiado dolor. Cuando ya se haya conseguido la tolerancia al vendaje y ganado algunos grados de flexión, suficientes para lograr una mayor flexión de los dedos, se utilizará una venda elástica autoadherente, de preferencia sin látex. Pueden utilizarse para vendar toda la mano (Fig. 2-2), o para el tratamiento individual de un solo dedo.

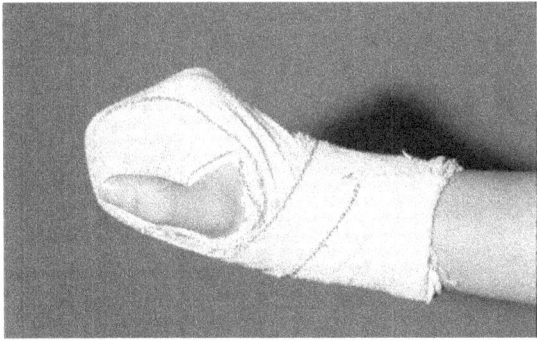

Fig. 2.2 Vendaje en puño de toda la mano

2.5 Férulas u ortesis

El uso de las férulas u ortesis representan una parte muy importante en el tratamiento de las enfermedades o lesiones en las que el sistema músculo esquelético y fibroligamentoso de las manos se encuentra comprometido. Mediante su utilización se intentará:

1. Mejorar o evitar el dolor producido por la inflamación.

2. Estabilizar las articulaciones en actividades en las que se ejerzan tracciones.
3. Evitar deformaciones predecibles, manteniendo el alineamiento óseo fisiológico.
4. Corregir las deformaciones ya existentes.
5. Aumentar el recorrido articular.

Para obtener un buen resultado con el uso de las férulas, éstas deben ser, ante todo, confortables y estéticas para no provocar el rechazo del paciente, y ser lo más ligeras posible.

Deben fabricarse con un material moldeable, de escayola (laborioso) o en material termoplástico moldeable a baja temperatura y con cierta memoria para que pueda ser modificado cuando se quieran rectificar las amplitudes de posición (más fácil de manejar y lavable); los medios de fijación no deben producir molestias ni alergias y serán fáciles de colocar.

Sería idóneo que se pudieran moldear en el propio paciente, si su situación lo permite, ya que de esta forma se asegura su mejor adaptación a la mano y a la afección tratada. El material termoplástico puede moldearse a baja temperatura (los materiales termoplásticos que se utilizan en la actualidad poseen esas cualidades). También puede emplearse otro tipo de materiales (elásticos como el neopreno u otros).

Sin embargo, si la situación del paciente no lo permite, bien por causa del dolor o debido a la deformidad que presente, sería necesario hacerla sobre la mano de otra persona con una mano similar imitando la actitud deseada y después adaptarla al propio paciente.

Es muy importante concienciar al sujeto de su uso continuado, según prescripción del terapeuta, explicándole por qué y para qué debe de utilizarse la férula. Para esta toma de conciencia sería importante que la misma sea elaborada cuando aún está llevando a cabo el tratamiento rehabilitador, transmitiéndole las indicaciones precisas y haciendo las modificaciones a medida que se produzcan algunas mejorías. De esta forma el paciente puede comprender su utilidad y comunicar al profesional sus dudas o las molestias que presente.

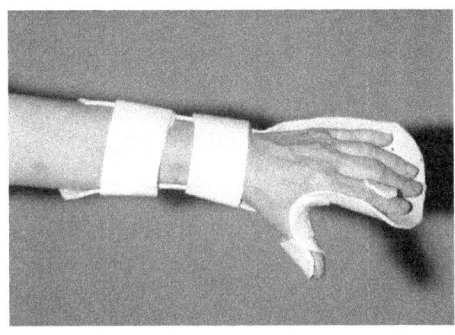 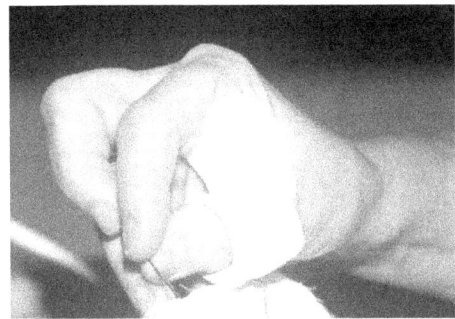

Fig. 2.3 Férula de reposo   **Fig. 2.4** Férula funcional.

El terapeuta, por su parte, puede ir adaptando su uso dependiendo de la tolerancia del paciente y de su evolución.

Las férulas descritas en esta obra pueden ser de reposo, funcionales y de tracción.

Las férulas de reposo no permiten realizar ninguna actividad, por lo cual es recomendable que se utilicen durante la noche, y algunas horas durante el día, sobre todo cuando, como en la artritis reumatoide se presentan brotes de dolor y/o inflamación (Fig.2-3).

Las férulas funcionales, como su nombre indica, permiten ciertas funciones para realizar algunas tareas de las actividades de la vida diaria (AVD) con economía articular y, por tanto, sin riesgo de agravamiento (Fig. 2-4).

Las férulas de tracción, estáticas o dinámicas se elaboran para conservar la amplitud articular lograda por la movilización pasiva, así como para ir ampliando el recorrido articular, ya que ejercen tracciones suaves en las estructuras blandas periarticulares. Las estáticas se realizan ampliando algún grado en el recorrido articular (Fig. 2-5) Las Dinámicas permiten o facilitan algunas tareas al mismo tiempo que ejercen cierta tracción (Fig. 2-6).

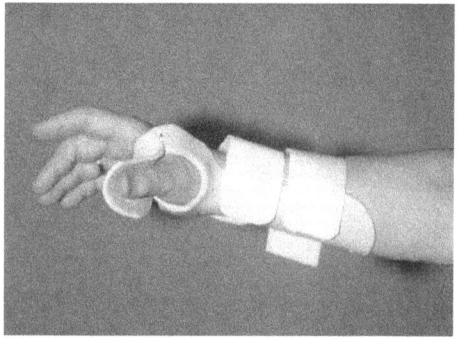 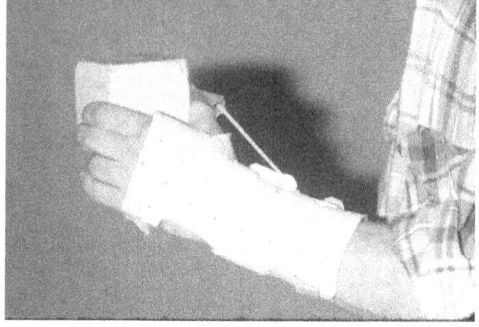

Fig. 2.5 Férula de tracción estática   **Fig. 2.6** Férula de tracción dinámica para el pulgar

> *Considerando que, los dedos realizan siempre movimientos de flexión y extensión de forma habitual para coger y soltar y para manipular los objetos, la combinación del uso de la férulas para extensión y los vendajes elásticos para la flexión de forma alternativa, junto con ejercicios activos que incluyan estos movimientos, facilitarán la recuperación y la integración del uso de la mano para todas las tareas.*

2.5 Arcilla

La arcilla común es una sustancia que puede ser transformada para hacer una serie de ejercicios muy diferentes dependiendo de la patología que presente la mano. En terapia ocupacional, cuando está seca puede emplearse para realizar movimientos de la muñeca (machacarla con un martillo para triturarla, aplastarla con un rodillo de amasar para convertirlo en polvo, moldearla etc.). Mezclada con agua puede obtenerse texturas diferentes dependiendo de la cantidad de agua que se emplee, ya que su consistencia puede variar desde una papilla suave (que pueda ser empleada en manos con hiperestesia) o un poco más espesa (para hacer trabajar la musculatura intrínseca de la mano) o llegar a formar un bloque más o menos dúctil que puede ser modelado con las manos o con utensilios especiales.

Es uno de los elementos más eficaces para trabajar la musculatura intrínseca (interoseos y lumbricales) y extrínseca (flexores y extensores) de la mano. Para ello debe alcanzar una textura tal que se quede pegada en la mano y en los dedos por su zona lateral, de manera que ofrezca resistencia a la extensión y separación de éstos.

Formas de utilización

1. Coger un puñado y apretar, para que la arcilla se deslice y se quede pegada entre los dedos (Fig. 2-7).
2. Extender los dedos y separarlos al máximo. Es un trabajo contra resistencia.
3. Amontonarla y volver a coger otro puñado repitiendo la acción durante un tiempo variable; entre 5 o 10 min, dependiendo de la fatiga o del dolor.

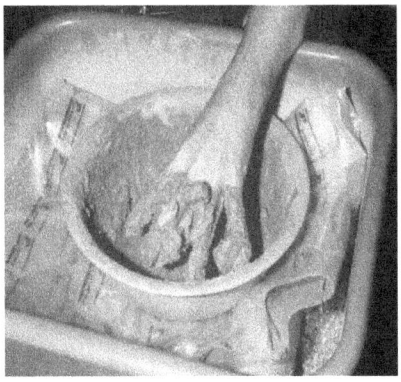

Fig. 2.7 Manipulación de la arcilla

Este ejercicio fortalece, no solamente la musculatura propia de la mano, sino también todos aquellos músculos que se contraen para producir la estabilización de la muñeca, del codo y del hombro. Estos músculos trabajan entonces en la modalidad de contracciones isométricas.

2.6 Utilización de la arena

La arena es un elemento muy fácil de obtener, que puede oponer poca resistencia a su manipulación y que también nos ofrece una variada gama de ejercicios, con distintos objetivos.

El tipo de arena que se recomienda es la de río o de playa lavada, limpia de polvo, gruesa y humedecida para que se adhiera mejor a la piel y produzca así mayores estímulos.

Formas de utilización

1. *Como desensibilizante cutánea*, cuando existe hiperestesia y el paciente rechaza los contactos. Debe moverse y manipularse la arena rozando toda la superficie de los dermatomas dolorosos. De esta forma se aporta un bombardeo de estímulos táctiles con el efecto bloqueador del dolor. Dependiendo de la hipersensibilidad que presente el sujeto la arena deberá ser más o menos fina. La arena fina causa menos estímulo y menos resistencia por lo tanto menos sensación hipersensible,

2. *Como estimulante del tacto*, cuando la mano presenta hipoestesia, los granos de arena estimulan los discos de Melker y su efecto aumenta la sensación táctil. Para ello se introducen objetos de distintos tamaños y formas, que no se deterioren (conchas, caracoles, piedras, botones). Si el paciente tiene un grado alto de hipoestesia deberá buscarlas tanteando e introduciendo la mano mirándosela; a medida que el paciente recupere la sensibilidad se cubrirá el recipiente que contenga la arena para que los busque sin el control visual. El ejercicio incluye, no sólo encontrar los objetos, sino también limpiarlos con la propia mano sin mirar.

3. *Para trabajar la pronación,* deben cogerse puñados y llenar un recipiente, manteniendo la mano siempre en pronación. De esta forma se ejercita la flexión y la aproximación de los dedos. Si se coloca la mano a modo de pala se trabajan los extensores de los dedos y de la muñeca.

4. *Para trabajar la supinación,* Se coloca la mano a modo de pala, se coge la arena y se dejar que se deslice entre los dedos.

5. *Para ejercitar los movimientos de pronosupinaciòn* de la muñeca, debe trasladarse la arena de un lado a otro. Con un vaso largo; se llena el vaso en pronación y se vacía en supinación, cuidando de no hacer suplencias con el cuerpo o con el brazo, para lo cual debe fijarse el antebrazo con el codo en flexión (Fig. 2-8 A) y B)).

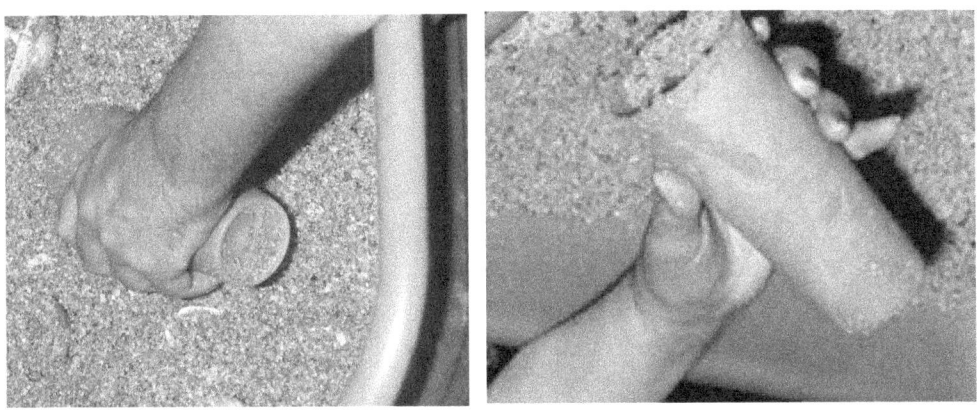

A　　　　　　　　　　　　　　B

Fig. 2.8 A) y B) Pronosupinación con arena

> *Para humedecer estas dos sustancias (arena y arcilla) es preciso emplear el agua clorada y con antialgas (agua de piscina) para que no proliferen los hongos que podrían infectar la mano.*

3. PATOLOGÍAS MÁS FRECUENTES

ASPECTOS GENERALES DE LOS TRATAMIENTOS

EXAMEN Y EVALUACIÓN DE LAS ALTERACIONES FUNCIONALES DE LAS MANOS

FACTORES DE INTERES EN LOS TRATAMIENTOS
Introducción a los tratamientos traumáticos

ACORTAMIENTOS FIBROMUSCULARES

COMPLICACIONES DE LA MANO LESIONADA

TRATAMIENTO DE LA INFLAMACIÓN Y LA RIGIDEZ

CICATRICES

ARTRITIS REUMATOIDE

ARTROSIS

CONSECUENCIA DE LAS LESIONES DE LAS MANOS Y DE LOS DEDOS

TRATAMIENTO DE LAS LESIONES TRAUMÁTICAS DE LA MUÑECA

LESIONES DE LOS DEDOS

TRATAMIENTO DE LA SENSIBILIDAD

ALTERACIONES EN EL HOMBRO Y EN EL CODO

Aspectos generales de los tratamientos

Además de las enfermedades crónicas que alteran las funciones de las manos, las lesiones que se producen en las mismas son tan numerosas como las partes de las que se componen, y los elementos mecánicos y de contención que poseen. Las lesiones del dorso, de la palma y de los dedos por atrapamiento en máquinas, por aplastamiento con objetos pesados o las laceraciones por navajas y cristales y por quemaduras, entre otras, producen una serie de alteraciones que limitan la movilidad normal de la mano.

Al departamento de terapia ocupacional son remitidos los pacientes que se encuentran en una fase aguda de una enfermedad o en una etapa postraumática y/o posquirúrgica, y que ya han sido evaluados desde el punto de vista médico. Sin embargo, el terapeuta ocupacional debe realizar una evaluación de las funciones residuales y también de las que el sujeto no puede realizar, ya que a partir de éstas se debe pautar el tratamiento marcándose los objetivos funcionales muy a corto plazo; teniendo en cuenta que el objetivo final siempre será la independencia personal en las tareas del autocuidado y, la integración del paciente en su actividad laboral, enfocando el tratamiento y las actividades manipulativas hacia sus intereses personales laborales y sociales.

3.1 Examen y evaluación de las alteraciones funcionales de las manos

Teniendo en cuenta estos criterios se llevará a cabo un examen minucioso de la mano considerando los siguientes parámetros.

1. Las alteraciones en su topografía.
2. La disfunción para ciertas tareas y las suplencias que realiza.
3. El dolor existente en la actividad y en el reposo.
4. La repercusión que puede existir en otras localizaciones.
5. El estado de movilidad general del sujeto.
6. Su estado anímico.
7. La actitud familiar frente a la incapacidad del sujeto.

En las alteraciones de la topografía deben tenerse en cuenta los cambios que puedan presentarse en los relieves óseos, la desaparición de los pliegues de flexión, la falta de alineación de los segmento, el engrosamiento articular, el trofismo de la piel, las atrofias musculares (pérdida de volúmenes), el calor y el color de la zona afectada.

La función puede verse alterada para asir o manipular objetos de gran o pequeño tamaño con dificultad para realizar ciertas tareas de fuerza, habilidad, precisión o velocidad. Habrá que evaluar cuándo y cómo aparece la modificación del esquema motor normal. Las suplencias nocivas para llevar a cabo algunas tareas como no coger un objeto grande con toda la mano, emplear solo los dedos, no utilizar el pulpejo del pulgar etc. conducen a agravar el cuadro patológico. Además, debe evaluarse la rigidez articular matutina: si persiste o desaparece pronto con las primeras actividades de la mañana, así como las posiciones de reposo antiálgicas que adopta el sujeto y que pueden llevarle a originarse deformaciones articulares.

El dolor, que es una sensación subjetiva, puede variar de unos individuos a otros, incluso aunque se encuentren afectados por la misma patología; deberá evaluarse cuándo y cómo aparece ; si es en reposo o durante la actividad (al coger una jarra, al abrir un frasco, al poner pinzas en la ropa, etc.), si es nocturno o diurno, si aparece frente al movimiento pasivo o frente a la palpación, así como evaluar la sensación de presión interna de las zonas alteradas o si el dolor es punzante, intermitente o continuo, con sensación de quemazón etc.

Deben evaluarse las limitaciones articulares o la debilidad por desuso en todo el miembro superior (articulación del codo y glenohumeral), que puede influir en las actividades de la vida cotidiana, así como las retracciones musculares o las rigideces que han podido originarse en el periodo de la inmovilización o cuando se adquieren ciertas posturas antiálgicas.

En cuanto a las alteraciones de la sensibilidad deben evaluarse si existe hipoestesia o hiperestesia confeccionando un mapa de la zona o de las zonas afectadas y anotando la intensidad.

El estado general de movilidad del sujeto debe tenerse en cuenta a la hora de indicar la realización de actividades con las manos en distintas posiciones corporales, ya que si presentan otras patologías crónicas u obesidad éstas podrían interferir en algunos gestos.

La observación por parte del terapeuta del estado anímico resulta muy importante, ya que la predisposición a la depresión o la desconfianza en el tratamiento puede conducir a que el sujeto no realice el autotratamiento que se le indique para repetirlo en el domicilio de forma continuada, tratamiento que constituye un aspecto muy importante en la consecución de una mejoría o en evitar el agravamiento de sus incapacidades (en las enfermedades crónicas). El terapeuta, en estos casos, debe llevar a cabo, al mismo tiempo, un tratamiento de psicoterapia para superar las actitudes negativas del paciente.

En enfermedades crónicas, el terapeuta, a menudo, trata de forma esporádica a un mismo paciente que va perdiendo capacidades (sobre todo en la artritis reumatoide), después de cada brote agudo.; es en estos momentos en los que el terapeuta ocupacional debe emplear todos sus conocimientos de psicoterapia y ponerlos al servicio del paciente para superar cada crisis, no sólo desde el punto de vista físico sino también desde el punto de vista psicológico.

3.2 Factores de interés en los tratamientos

Introducción a los tratamientos traumáticos

A los departamentos de rehabilitación suelen acudir los pacientes una vez intervenidos quirúrgicamente o después de un periodo de inmovilización. El objetivo final en terapia ocupacional es alcanzar las distintas funciones de la mano en cada patrón del movimiento normal, con la fuerza, la velocidad y la destreza necesarias que confieren a la mano su armonía gestual y su habilidad propia que van a permitir al sujeto regresar a sus actividades cotidianas y laborales.

Al iniciar cualquier tratamiento deben tenerse en cuenta los siguientes aspectos:

1. El tiempo de inmovilización
2. La posición y alineación que presentan los segmentos inmovilizados una vez retirados los medios de contención.
3. Las limitaciones del recorrido articular en las articulaciones subyacentes y suprayacentes.
4. Asimismo, es necesario conocer las reparaciones efectuadas y algunas técnicas empleadas, como agujas, grapas, placas, cerclajes, prótesis etc.

El tiempo de inmovilización es importante, ya que cuanto mayor sea, pueden producirse más rigideces y adherencias. Sin embargo, cuando se lleva a cabo un tratamiento precoz de movilización pasiva deben tomarse ciertas precauciones para no traccionar más de lo permitido (sobre todo en la reparación de tendones y ligamentos).

En cuanto a la posición de los segmentos, hay que tener en cuenta las angulaciones anormales de los huesos o de los segmentos ya consolidados, que no permitirán nunca lograr una alineación normal, por lo que no habrá que forzar su alineamiento. Sin embargo, cuando el mal alineamiento se debe exclusivamente a un desequilibrio de las estructuras blandas, habrá que procurar su alineación correcta, tratando la causa que lo provoca que suele ser un acortamiento de algunas estructuras.

Las limitaciones de las articulaciones subyacentes y suprayacentes, debido a la inmovilización o a la adquisición de posiciones antiálgicas: en la articulación del hombro, se puede percibir la limitación de la elevación total del miembro y las rotaciones sobre todo la alteración en el ritmo escápulohumeral. En el codo, suele limitarse la pronosupinación y la flexoextensión total. En los dedos suele limitarse tanto la flexión como la extensión si estos han estado inflamados.

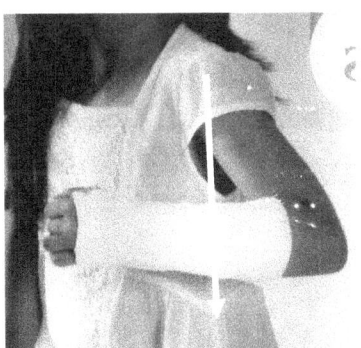

En esta imagen puede apreciarse la influencia que puede tener la inmovilización en una fractura de Colles y la posición que adopta todo el miembro con relación a la gravedad; retropulsión del brazo y de la escápula y flexión del codo. En una persona de avanzada edad puede producir grandes acortamientos en las estructuras blandas que impedirán el correcto movimiento en sus amplitudes completas que hay que tener en cuenta en el tratamiento.

Algunos elementos de contención internos no se retiran, por lo que es preciso que el terapeuta tenga conocimiento de ello (visualizando las radiografías) para no forzar la zona que está fijando y, sobre todo, para conocer si interfieren en las interlíneas articulares.

Tratamiento

Todos estos factores junto con la interrelación existente entre todas las estructuras de la mano, llevan a la pérdida de la función tanto en la zona lesionada como en las partes indemnes. Por esta razón, el tratamiento comprenderá por una parte la recuperación de la función de todo el miembro superior en general y por otra, el tratamiento específico de la zona lesionada, todo ello en la misma sesión.

1. Hay que realizar movilizaciones pasivas manuales y ejercicios activos lo más precozmente posible: con ello se disminuye las adherencias y se estimula la formación y remodelación del callo óseo o tendinoso. En el caso de sutura de tendones, hay que tener en cuenta la resistencia del tendón, que disminuye en un 25% y que no deber ser estirado, teóricamente, antes de las tres semanas.

2. Debe tenerse en cuenta que con el tratamiento se pretende disminuir, en un principio, la inflamación y el dolor. Este último debe desaparecer cada vez en un ángulo mayor de movimiento. Por regla general debe desaparecer en la máxima amplitud normal del recorrido articular, y en algunos casos, en la amplitud suplementaria que aparece en movimientos automáticos imprevistos. Cuando el dolor persiste, habrá que investigar la causa, que puede ser: infección, inflamación, inestabilidad etc., y tratarla.

Autotratamiento.

El paciente debe colaborar y comprender la importancia de su intervención continuada en el tratamiento pero sin llegar a obsesionarse. Por su parte, el terapeuta deberán supervisar la perfecta realización de los ejercicios que se le enseñen hasta que el paciente sea dado de alta.

Posición de trabajo. Debe tenerse en cuenta la posición de trabajo para el tratamiento de la mano, ya que el terapeuta debe poder acceder a ella de forma que pueda trabajar con facilidad. Por esta razón, la mejor manera de situarse es en el ángulo de una mesa o uno al lado del otro, pero con el terapeuta desplazado hacia la mano correspondiente o enfrente; en este caso la mesa no debe ser ni muy ancha ni muy alta, ya que el codo del paciente debe reposar en ella (Fig. 3-1)

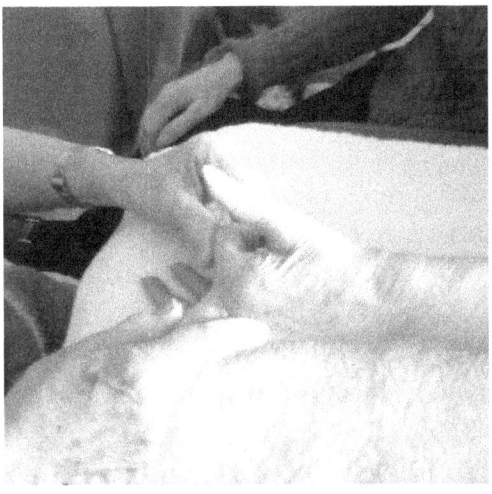

Fig. 3.1 Situación en ángulo (estiramientos)

3.3 Acortamientos fibromusculares

La mano, con sus múltiples segmentos, presenta una problemática especial cuando existen afectaciones o traumatismos que afectan a las articulaciones. Las estructuras periarticulares blandas y las estructuras tenomusculares tienden a sufrir acortamientos y retracciones con pérdida de la elasticidad causadas por la falta de actividad debida al dolor o a las inmovilizaciones consecutivas a un traumatismo. El terapeuta, si desea restablecer los gestos de la mano, deberá realizar estiramientos de los elementos acortados, (cápsulas, ligamentos tendones y piel) flexibilizándolos para permitir el deslizamiento de unos planos sobre otros y evitando la instalación de la rigidez a la que la mano es tan propensa.

Con los estiramientos rehabilitadores se busca aumentar la longitud miotendinosa y capsuloligamentosa, que restringe el recorrido articular e impide los movimientos selectivos de los dedos. El estiramiento debe ser poco intenso y prolongado, ya que de esta forma se obtiene un efecto más efectivo que si es intenso y breve. Con ello se busca la respuesta eficaz del tejido conectivo que presenta la propiedad de deslizarse ante una presión prolongada.

> *Los estiramientos deben mantenerse dentro de los límites de tolerancia al dolor, que suelen variar de unos individuos a otros.*

3.3.1 Estiramientos

Estiramientos tenomusculares manuales. Se realizan cuando existe un acortamiento que impide la amplitud normal de los movimientos y no hay lesión articular que lo restrinja. La dirección que se sigue es, de proximal a distal hacia la articulación a la que dificulta el movimiento; se realiza con una presión deslizada muy lenta, y pocas veces, y posteriormente se mantiene la amplitud conseguida durante 1 min pidiendo la paciente que contraiga los músculos antagonistas de aquel que se está alargando para ampliar el movimiento articular (Fig. 3.1).

Estiramiento capsuloligamentoso por medio de tracciones. Las tracciones o decoaptación de las superficies articulares están indicadas para ampliar el espacio articular, reducir la tensión intraarticular y alinear los segmentos que tienden a la luxación. Se realizan en sentido axial cuidando de alinear perfectamente los segmentos óseos adyacentes. La tracción se ejerce de proximal a distal fijando de manera adecuada el segmento más proximal y haciendo pequeños giros al mismo tiempo que se realiza la tracción. Se emplea, sobre todo, en las articulaciones de los dedos.

Estiramientos por medio de vendas elásticas. Constituyen un tratamiento muy completo y posterior a los estiramientos manuales para mantener, e incluso ampliar, el recorrido articular conseguido. La colocación de estas vendas exige una vigilancia especial para que no produzcan excesiva presión.

Estiramientos por medio de ortesis estáticas o dinámicas. Se realizan añadiendo algunos elásticos que favorecen la ampliación del recorrido articular. La tracción que ejerza la férula no debe ser excesiva, ya que debe actuar durante bastante tiempo.[2]

---

[2] Su utilización se describe en el Capítulo 5.

3.4 Complicaciones de la mano lesionada

La inflamación y/o el edema en las manos lesionadas son muy habituales y constituyen un agravamiento de la lesión primaria. Es la primera reacción después de una lesión.

Inflamación. Todas las heridas progresan en su cicatrización mediante el proceso de inflamación que aportan nutrientes necesarios para la reparación de las estructuras lesionadas. Sin embargo, la inflamación debe ir desapareciendo al mismo tiempo que avanza la reparación de las estructuras, que en situación normal puede durar 3 días, dependiendo de su extensión y su profundidad, entrando la herida en la fase de fibroplastia que dura de 4 días a 3 semanas en las cuales la herida se reepitaliza y adquiere resistencia. La inflamación que perdura más allá de las primeras fases de reparación resultará más nociva, ya que puede dar lugar a rigideces y a adherencias más problemáticas cuanto más prolongado, en el tiempo, sea el proceso.

> *El terapeuta deberá elegir adecuadamente las técnicas de tratamiento más idóneo, cuidando de graduar la cantidad de movimiento activo para evitar que aparezca una reacción inflamatoria por sobrecarga de la tensión ejercida.*

La inflamación se caracteriza por la aparición de cuatro signos; rubor, tumefacción, calor y dolor, que se circunscriben a la zona del traumatismo. Cuando la inflamación se circunscribe a la zona articular, puede llevar a una inmensa rigidez articular que, a menudo, es irreversible. La tumefacción confiere a la zona un aspecto tenso y endurecido, y la piel se vuelve tensa y brillante.

Después de la fase de fibroplastia, la cicatrización entra en la fase de remodelación, que dura de 3 a 6 semanas y que puede llegar a un año; durante este tiempo las estructuras lesionadas desarrollan una resistencia a la tensión, y los distintos planos adquieren su configuración para poder deslizarse unos sobre otros y así poder alcanzar su mecanismo normal.

Edema. Hay que diferenciar el edema de origen linfático del de origen vascular; este último es el más habitual en las lesiones de las manos. En el edema linfático, la linfa que infiltra los tejidos le confiere un aspecto como si hubiera engordado demasiado; es sobretodo visible en el dorso de la mano, en el que desaparecen relieves óseos y tendinosos. Si se presiona con el dedo se dejará una huella (fóvea) que será visible durante un tiempo variable dependiendo de la presión ejercida y de la consistencia del edema; la mano tiene un aspecto pálido, la consistencia es blanda y no ofrece resistencia al movimiento pasivo, salvo el producido por el aumento de volumen que ocasiona el edema.

El edema vascular provoca hipoxia en los tejidos y libera sustancias proteico-tóxicas muy lesivas para las estructuras blandas articulares, lo que crea un círculo metabólico muy difícil de detener. Su consistencia es algo más dura, y deja también una huella a la presión, aunque menos profunda. Este edema confiera a la mano un aspecto pálido aunque, a veces, aparecen zonas violáceas, sobre todo en las articulaciones IFP e IFD, la temperatura suele estar disminuida y no existe un dolor exagerado a la palpación. Cuando este edema perdura sin posibilidad de drenarse, se producirán adherencias que provocarán dificultades para el deslizamiento de unos planos anatómicos sobre otros.

> *Si ambos fenómenos (inflamación y edema) se combinan, la complicación resultante es mucho más grave; la pérdida de la elasticidad y la instalación de las rigideces es, en ocasiones, irreversible (algodistrofia).*

Una de las complicaciones más grave que puede aparecer en las manos ante cualquier lesión del miembro superior es la *distrofia simpático-refleja (Shudeck)*, que se caracteriza, sobre todo, por un dolor desproporcionado que se puede irradiar hacia la axila y hacia la parte anterior del tórax. Aparece también inflamación que causa edema y coloca la mano en una posición característica con rigidez articular en extensión de las articulaciones MCF y semiflexión de las articulaciones IFP e IFD; el pulgar disminuye su espacio interdigital con el índice. La mano está caliente y la piel tensa. El paciente evita cualquier contacto, ya que incluso los roces de la bocamanga le molestan. Esta complicación puede perdurar durante algunos meses. El paciente debe seguir un tratamiento diario y varias veces al día, de ahí la importancia de su implicación y del autotratamiento.

La actitud que adopta el sujeto con una mano dolorosa es muy típica *"brazo de muñeco"*. Siempre está alerta para no recibir ninguna agresión, lo que hace que el codo se mantenga en flexión con la mano pegada al cuerpo, por lo que puede tener repercusión en todo el miembro superior con limitación de los arcos de movimientos en el hombro y del codo. Es importante que durante el tratamiento se evalúen estas repercusiones y se actúe en relación con las disfunciones que haya provocado.

Cicatrices. En algunos individuos las cicatrices se hipertrofian y dan lugar a bridas o engrosamientos (queloides) que impiden la elasticidad de la piel y la realización del movimiento completo, sobre todo cuando se encuentran en las articulaciones o en los pliegues interdigitales, ya que frenan el movimiento independiente de los dedos.

Otra complicación de las cicatrices es la aparición de un tumor formado por tejido nervioso (neurinoma) muy doloroso que ocurre en una terminación nerviosa sensitiva, y que origina un gran rechazo a los contactos en la zona; si no desaparece con el tratamiento deberá llevarse a cabo, probablemente, su extirpación quirúrgica.

3.5 Tratamiento de la inflamación y de la rigidez

La inflamación de la mano puede deberse a diversas causas: *a)* a una artritis reumatoide inicial; *b)* después de una lesión, al tiempo de inmovilización y con el vendaje demasiado compresivo, o *c)* a una alteración simpático-refleja, secundaria a cualquier lesión o contusión del miembro superior. La inflamación de la mano coloca en extensión las articulaciones MCF y en flexión las IF, si perdura durante mucho tiempo dará lugar a que se produzcan rigideces articulares.

Sin embargo, hay que diferenciar la inflamación originada por una alteración simpáticorrefleja del resto, ya que ésta produce más dolor, más empastamiento de los elementos blandos, y es más difícil de tratar, por lo que puede dar lugar a una mayor rigidez (Fig. 3-2). La complicación más grave en la inflamación de la mano es el síndrome hombro-mano que interesa todo el miembro superior.

Tanto la inflamación como el edema deberán tratarse lo antes posible, ya que si perdura en el tiempo y se instala la rigidez, será muy difícil de vencer.

3.5.1 Tratamiento

El protocolo de tratamiento se enfocará a realizar el drenaje del edema y a evitar que se produzca la rigidez articular siguiendo la secuencia:

1. Drenaje del edema.
2. Vendaje compresivo con venda elástica.
3. Estiramientos manuales.

4. Ejercicios activos en elevación
5. Crioterapia

> *En el tratamiento hay que tener en cuenta no provocar dolor que podría producir un efecto contrario al que se busca. Por ello son más recomendables los ejercicios activos.*

Drenaje del edema.

Colocar la mano en elevación y dar un masaje muy suave de distal a proximal, empezando por la zona más proximal de la mano y continuando de forma ascendente y lateral hacia los dedos; también debe realizarse en la zona lateral de éstos, ya que es por el dorso de la mano y los laterales de los dedos por donde discurren los vasos linfáticos. A continuación se pondrá un vendaje compresivo y se mantendrá el brazo en elevación durante 20 minutos (Fig. 3.3).

El sujeto puede realizar movimientos de pronosupinación del antebrazo y movimientos de dorsiflexión de la muñeca.

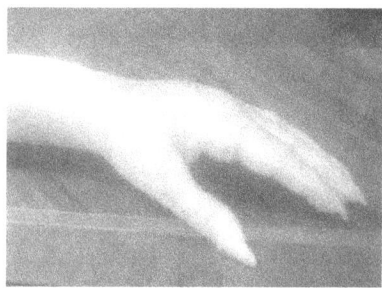
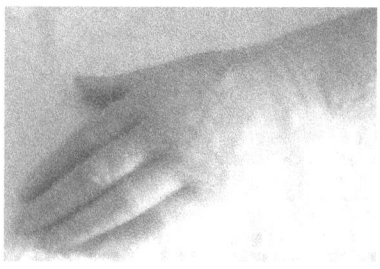
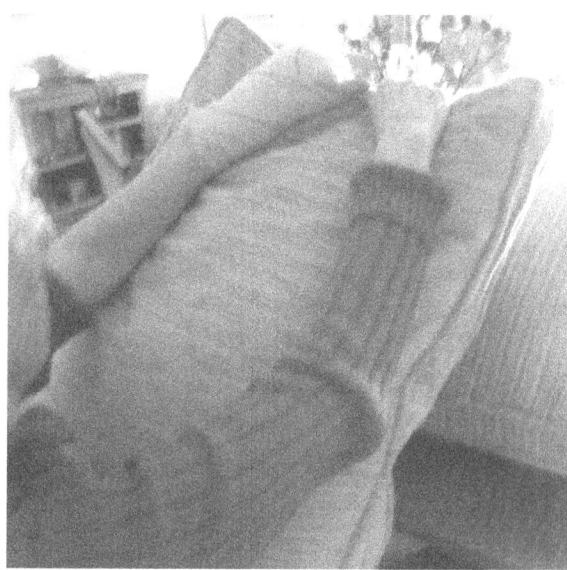

Fig. 3.2 Manos postraumáticas   **Fig. 3.3** Posición de drenaje con vendaje en puño

Vendajes compresivos

Vendajes en flexión. En el primer estadio del tratamiento, se utiliza una venda de algodón 100 % y de corta elasticidad (crepé). Es un medio idóneo para producir el estiramiento de las estructuras periarticulares blandas y conseguir de esta forma que se amplíe el recorrido articular; con ello se alargan los ligamentos colaterales, la musculatura intrínseca de la mano y los tendones de los extensores de los dedos. También es un medio para reducir el edema. En un principio se colocará la venda con la mano en puño lo más cerrado posible, siempre dentro de los límites del dolor. Cómo probablemente, los dedos se van a flexionar con dificultad, se colocará en la mano un rollo de venda o un trozo de goma espuma tan grande como sea preciso. De esta forma se dota al cierre de propiocepción hacia la flexión (Fig. 3-4).

El vendaje se comienza dando tres vueltas, sin apretar, alrededor de la muñeca, después se dirige la venda hacia los dedos, tratando de recogerlos y flexionarlos dirigiéndoles hacia su convergencia natural en la palma de la mano, traccionando de distal a proximal; se vuelve a dar una vuelta en la muñeca en forma de ocho llevándola otra vez hacia los dedos, haciendo la misma maniobra pero apretando cada vez un poco más para conseguir el mayor cierre posible (teniendo siempre en cuenta el límite del dolor); se podrá seguir de esta forma, dando alguna vuelta circular sobre los dedos. Hay que tener en cuenta que el pulgar debe quedar completamente libre, y que la venda no debe superar la articulación trapecio-metacarpiana. Una vez terminado el vendaje debe aflojarse con los dedos en la muñeca y alrededor del pulgar para que no extrangule la circulación.

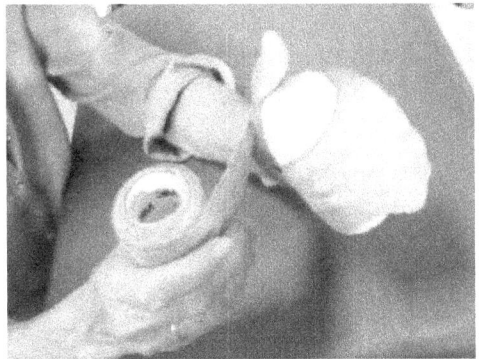

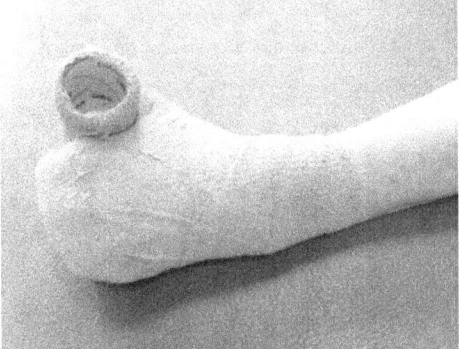

Fig 3.4 Vendajes en flexión   **Fig. 3.5** Separación del pulgar

Si el pulgar tiende a colocarse en aducción será conveniente colocar algún tope para conservar el mayor grado de separación del primer espacio interdigital (algún objeto cilíndrico como un corcho, o una bola de algodón) (Fig. 3-5).

En una segunda etapa del tratamiento se pondrá una venda más fuerte tipo autoadheriva y elástica, cerrando todos los dedos juntos sobre un trozo pequeño de goma espuma cuidando de alinearlos bien, sin superponer unos sobre otros, tratando de flexionarlos de tal forma que las uñas alcancen el pliegue palmar distal. Esta venda se utilizará cuando la sensibilidad dolorosa haya cedido algo, puesto que al ser más elástica puede ejercer mucha más presión y solo se mantendrá durante diez minutos.

También puede colocarse el vendaje sobre una férula básica con separación del pulgar cuidando que la férula no rebase la interlínea palmar proximal, para que permita la perfecta flexión de las articulaciones MCF de los otros dedos.

En esta primera etapa del tratamiento se mantiene vendada la mano durante el tiempo que aguante el paciente, que podrá ser de 5 a 10 min, aunque posteriormente podría mantener el vendaje durante 20 min, cuatro veces al día. Durante este tiempo el sujeto tratará de flexionar más los dedos (apretar y relajar); de esta forma el paciente estará realizando un bombeo del edema. Transcurridos los primeros días deberá hacer los siguientes ejercicios mientras tenga la mano en elevación: flexionar más los dedos, realizar pronosupinación, y doblar la muñeca haciendo dorsiflexión.

Probablemente, en una tercera etapa, no todos los dedos puedan alcanzar la misma amplitud articular en la flexión, por lo que se tendrá en cuenta la amplitud que ha alcanzado cada dedo, comenzando a vendar por los que más se flexionen y terminando por los que menos lo hagan. Habrá que vendar de forma independiente el dedo que no siga el mismo ritmo de progresión y que no alcance la amplitud deseada (Fig. 3-6).

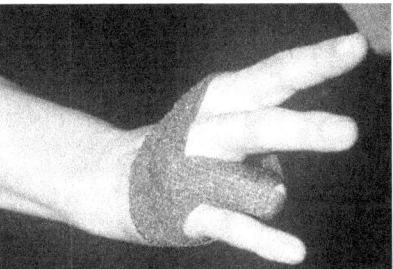

Fig. 3.6 Vendaje de un solo dedo.

De los dedos en extensión. Para drenar el edema también se utiliza el vendaje en extensión de los dedos de forma independiente; se ejecuta de distal a proximal. Puede utilizarse una cinta de algodón de 1 cm máximo de ancho que se enrolla al dedo y con una ligera inclinación que comprime el edema.

El vendaje se comenzará por la uña dejando una zona del pulpejo del dedo sin cubrir para que sirva de testigo a las presiones que se ejercen (observando la coloración de la piel) y avanzando hacia la raíz del dedo se terminará atando los cabos (Fig. 3-7. A). Una vez colocado el vendaje el sujeto realizará ejercicios de coger y soltar en elevación, durante 5 min, con las distintas tareas que le indique el terapeuta ocupacional; al cabo de los cuales se retirarán los vendajes y trabajará el mismo ejercicio durante unos minutos, después de los cuales se volverá a colocar el vendaje (Fig. 3-7 B). Esta técnica puede repetirse tres veces.

También puede utilizarse una venda elástica autoadhesiva estrecha pero, entonces, hay que estar más vigilante porque estas vendas van ejerciendo más presión al pasar el tiempo y pueden impedir la circulación.

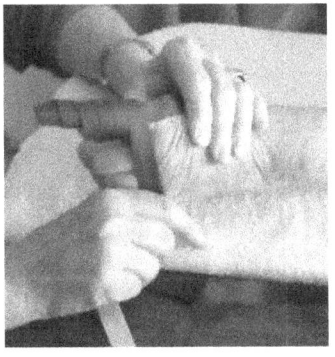
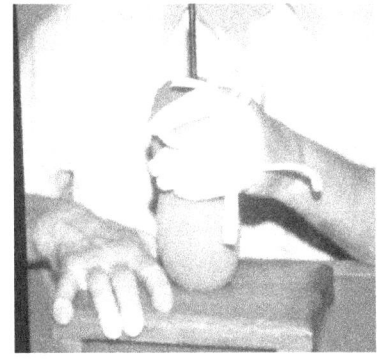

A   B

Fig. 3.7 A), B) Vendaje en extensión dedo a dedo

Si existe dolor de hombro o algún acortamiento fibromuscular en el codo, deberá hacer, además, ejercicios de alargamiento muscular, llevando todo el brazo a extensión, antepulsión con rotación externa y supinación *"ir con la mano más lejos"*; de esta forma se realiza, además el movimiento de anteversión de la escápula que en ocasiones se encuentra en retroversión a causa de la actitud de protección frente al dolor que adopta el miembro superior.

Desde el punto de vista funcional, el índice es el que menos se flexiona en las actividades de la vida diaria (AVD), por lo que la amplitud de la MCF no llega a alcanzar su flexión máxima lo que deberá tenerse en cuenta y tratar de vendarlo de forma independiente hasta que alcance su máxima amplitud de flexión.

Para valorar la función del índice deberá seguirse la siguiente progresión:
1. Realizar la pinza término-terminal.(Fig. 3-- A)
2. Acariciar la última falange del pulgar Fig. 3-8 B)
3. Deslizar el dedo hacia la falange proximal del pulgar.
4. Coger el índice con el pulgar a nivel de la primera falange y meter el dedo hacia la eminencia tenar. (Fig. 3- 8 C).

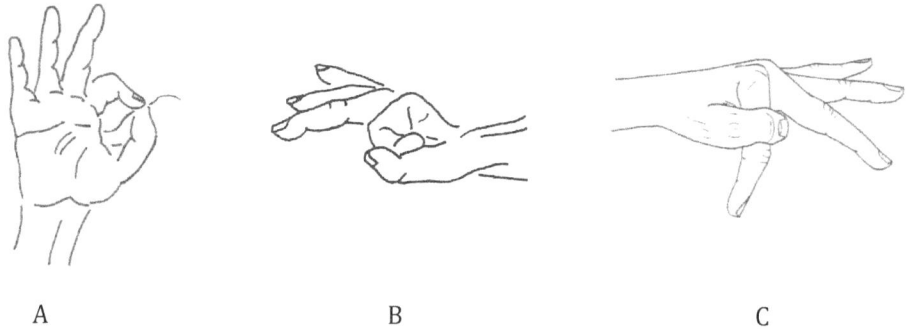

A   B   C

Fig. 3.8 A, B, C Flexión progresiva del índice

Sin embargo, el meñique y el anular son los que más amplitud de flexión alcanzan, ya que se encargan de mantener los útiles de trabajo con la fuerza necesaria para golpear en algunas de las profesiones manuales (carpinteros, albañiles etc., o en actividades como subir una persiana tirando de una cinta) (Fig. 3-9). Estos dedos precisan, pues, de una flexión máxima de todas sus articulaciones para lograr su función total.

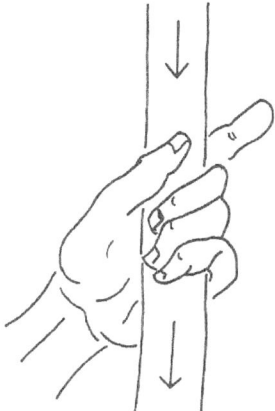

Fig. 3.9 Flexión en fuerza de los dedos anular y meñique

Crioterapia. Los baños de inmersión en agua helada se realizan cuando la mano está inflamada y algo caliente (alteración simpático-refleja). Se procederá como se explica en el capítulo 2.

Estiramientos manuales. Los estiramientos pasivos de los tendones de los extensores de los dedos se pueden hacer de la forma siguiente:

1. La mano del terapeuta realiza la flexión de los dedos tratando de que cada uno de sus dedos dirijan el movimiento del mismo dedo del paciente, es decir, índice sobre índice etc.; de esta forma, puede sentir como reacciona el paciente a la presión, en cada dedo, y también si percibe más dolor en uno o en otro.

2. Para ampliar el recorrido de cada articulación MCF puede hacerse una presión profunda, continua y deslizada a lo largo del extensor del dedo, de proximal a distal y, posteriormente se le pide al sujeto que trate de cerrar con más fuerza. Esta maniobra puede realizarse en los cuatro últimos dedos.

Estas dos maniobras pueden llevarse a cabo de forma simultánea; mientras que se mantiene cerrada la mano, se estira un extensor y se presiona suavemente el dedo correspondiente avanzando hacia la flexión a medida que se alarga el tendón del extensor (Fig. 3-10).

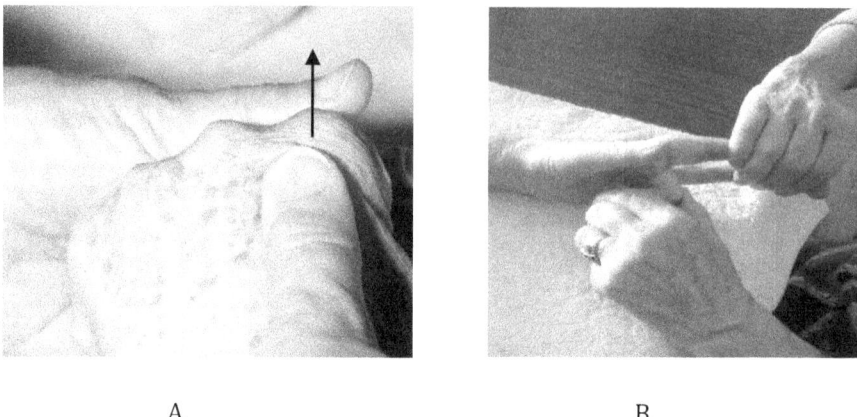

A   B

Fig. 3.10 Estiramientos del extensor de los dedos índice A) y anular B) con disociación de los dedos contiguos

El sujeto debe aprender a realizar tanto los vendajes como los estiramientos para completar el tratamiento en su domicilio.

3.6 Cicatrices

Evaluación de las cicatrices

La evaluación de las cicatrices implica:

1. Conocer el tiempo de cicatrización.
2. Observar los diferentes modos de cicatrizar y el grosor de la piel en toda la zona. Pueden existir, partes con la piel muy fina, otras tensas como bridas, y otras gruesas hipertróficas.
3. El modo como se desplaza la piel en el movimiento o al desplazarla manualmente. Si existen adherencias a planos profundos (al desplazarla se forma un pliegue y no se puede avanzar más).
4. El color, y si este varía al declive o al movimiento forzado (pueden aparecer zonas rosadas con la piel muy pobre y fina o zonas pálidas que indican que existe mucha tensión).
5. Si existe dolor en los roces y en los choque imprevistos sobre la cicatriz.

Tratamiento

El tratamiento debe perseguir distintas acciones: *de vasodilatación*, para permitir una mejor nutrición de los tejidos; *de desensibilización*, ya que los pacientes suelen presentar hipersensibilidad lo que favorece el rechazo a los roces y contactos empezando con roces suaves como telas de distinta textura; *de desbridamiento*, con masajes profundos, ya que podrían tener adherencias a planos profundos, y de *elastificación* con estiramientos ya que tienden a retraerse.

Hay que tener en cuenta que una piel lesionada ha sufrido interrupción de las raíces nerviosas sensitiva por lo que puede presentar una amplia zona con alteración de la sensibilidad tanto en hiperestesia con sensación de dolor como en hipoestesia con sensación de acorchamiento.

Es muy importante el desbridamiento de los planos profundos y la elasticidad, ya que ello conlleva que se faciliten y consigan las amplitudes del movimiento en todo su recorrido normal permitiendo el deslizamiento de unos planos sobre otros. En cicatrices poco elásticas (como en quemaduras) es la piel de su entorno la que suple la elasticidad estirándose hacia la cicatriz.

Cuando existen costras pegadas pero con cicatrización interior, puede ser de ayuda para evacuarlas, impregnarlas con aceite neutro usado para masajes, que permite su mejor penetración. También puede utilizarse vaselina, pero al ser ésta más untuosa, penetra peor debajo de la cicatriz y tarda más en despegarse.

Las cicatrices deben lubricarse con una sustancia grasa apropiada en forma de crema que puede contener vitamina E, ya que el nuevo tejido es más pobre, menos grueso y, en ocasiones, suele ser seco y puede escamarse. En el dorso de la mano y en la zona de la muñeca, al ser zonas poco carnosas, las cicatrices tienden a adherirse a planos profundos y no pueden ser tratadas como en otras zonas del cuerpo.

El tratamiento se hará en forma de deslizamiento de la piel desde la periferia de la cicatriz hacia el centro sin frotar la piel a fin de ir despegándola de los planos más profundos, sin rozar en ningún momento la zona que se perciba con una piel pobre o demasiado vascularizada, ya que se corre el riesgo de lesionarla.

Cuando existe una buena cicatrización, puede ayudar a despegarla un aparato de succión en forma de ventosa y también puede usarse silicona.

La desensibilización dolorosa se trata dando pequeños golpes con las yemas de los dedos sobre toda el asea de la cicatriz como si se tamborileara sobre una mesa.

Los roces con telas de distintas texturas se comienzan con una tela fina y suave y se va cambiando el tejido a medida que se sienta menos sensación de rechazo. El roce en un principio, lo hace el terapeuta y después debe hacerlo el propio sujeto ya que debe hacer extensivo su tratamiento a su domicilio. Este tipo de tratamiento es muy efectivo las cicatrices por amputaciones de los dedos (Fig. 3.11).

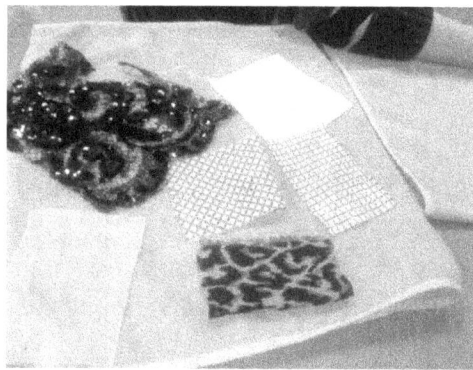

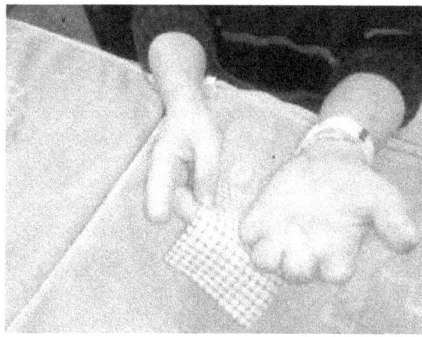 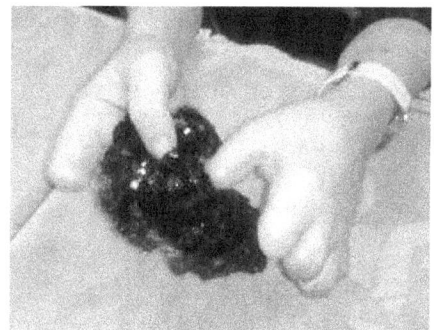

Fig. 3.11 Desensibilización de las cicatrices

3.7 Artritis reumatoide

Generalidades

Es una enfermedad crónica que afecta a las articulaciones y que se desarrolla por brotes de dolor e inflamación. La forma poliarticular afecta a un gran número de articulaciones. La causa de la enfermedad no está bien determinada, ya que no existen pruebas fidelignas de su etiología aunque se sabe que está producida por el depósito intraarticular de complejos inmunes o por microorganismos. El tejido afectado en un principio es la sinovia, que produce un aumento de la formación de líquido sinovial (sinovitis) muy agresivo, y que puede conducir a la lesión de un gran número de tejidos articulares y periarticulares.

En algunos casos se desarrolla muy rápidamente, y se acompaña de signos clínicos con fiebre y escalofríos, sin embargo, otras veces comienza con una monoartritis que perdura durante años antes de que la enfermedad se agrave.

En las personas de edad avanzada se describe una forma clínica que causa poliartritis en las manos y en las muñecas muy agresiva y a menudo bilateral, caracterizada por la existencia de un edema muy característico con dolor e inflamación.

La artritis reumatoide puede aparecer tanto en niños (enfermedad de Still) como en adultos, cuanto antes aparece la enfermedad más deformaciones suelen ocasionar.

En el adulto, las manos suelen verse afectadas de forma bilateral, pero una más que la otra, con signos de dolor e inflamación que conducen a la disminución de la movilidad articular. Los pacientes adquieren posturas antiálgicas que, a la larga, producen rigideces y deformaciones articulares.

Cuando la enfermedad se cronifica, puede apreciarse una destrucción del cartílago y del hueso subcondral, lo que ocasiona deformidades articulares irrecuperables y actitudes viciadas típicas. En el miembro superior, la afectación se produce en la muñeca, con tenosinovitis que causa una tumefacción blanda con dolor del borde cubital, la afectación de las articulaciones MCF y de las articulaciones IFP de forma aislada.

La debilidad de los elementos de contención de estas articulaciones afectadas puede producir signos evidentes con alteración en la topografía, en la amplitud articular o en la fuerza al realizar el movimiento (Fig. 3-12).

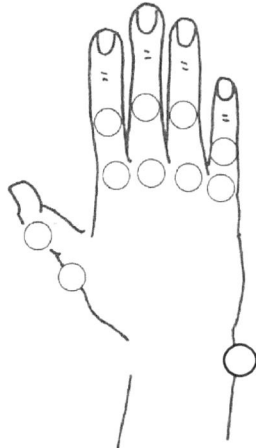

Fig. 3.12 Territorios más afectados en la artritis reumatoide

Las deformaciones de los dedos pueden presentar problemas que suelen variar de dedo a dedo e incluso de articulación en articulación en el mismo dedo. Las alteraciones más frecuentes son los nódulos subcondrales subcutaneos, el dedo "en ojal", el dedo en "cuello de cisne", los dedos "en abanico" y las angulaciones laterales de los dedos. La incapacidad de estas deformaciones para alguna de las tareas de la vida diaria dependen más del grado de dolor que de la deformación, ya que ante la primera el paciente rechaza realizarlas, mientras que ante la segunda puede llegar a hacerlas, aunque sea supliendo los movimientos.

Por esta razón, es preciso dirigirles y enseñarles a compensar los movimientos con el menor riesgo de deterioro articular posible.

3,7.1 Alteraciones en la muñeca

Una de las articulaciones más comprometida, de la artritis reumatoide, se encuentran en la muñeca en la que, a causa de la inflamación de la sinovial, la agresión articular puede afectar de forma selectiva o de manera global tanto a la articulación radiocarpiana como a las intercarpianas.

La inflamación sinovial puede llegar a destruir las articulaciones y los medios de contención creando un desequilibrio articular con riesgo de luxación o de rotura tendinosa por la fricción de los tendones que se sitúan fuera de sus poleas de deslizamiento.

Consecuencias:

1. La luxación de la cabeza del cúbito puede ocasionar el deslizamiento del tendón del músculo cubital posterior cambiando su efecto extensor en flexor.
2. La lesión de la articulación radiocubital inferior
3. La rotura de los tendones de los extensores de la zona cubital.
4. La rotura de los tendones de los flexores del borde radial de la mano.

Todo ello tiene también sus consecuencias sobre las cadenas digitales al favorecer la desviación de los dedos "en ráfaga". La topografía de la muñeca varía apareciendo muy saliente la cabeza cubital; además, se observan tumefacción y engrosamiento de toda la muñeca.

Tratamiento

1. Protección de la muñeca para todas las actividades de la vida diaria.
2. Transformación de la forma de llevar a cabo algunas tareas, enseñando al paciente a realizarlas con economía articular.
3. Ejercicios activos controlando las posiciones.

La protección puede realizarse por medio de distintos tipos de férulas, que pueden ser elásticas o rígidas y de las que existen gran variedad en el mercado. El terapeuta ocupacional puede hacerlas de forma rígida con material termoplástico o con otros materiales (Fig. 3-13).

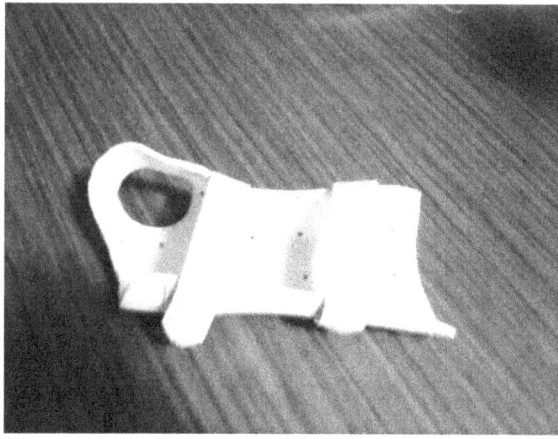

Fig. 3.13 Férula básica de protección y estabilización de la muñeca

Las tareas que deben evitarse son todas las que produzcan tracciones como, por ejemplo, llevar una bandeja, una jarra, una bolsa pesada en la mano, tirar de un carrito de la compra, planchar con una plancha pesada etc.; la manera de realizar todas estas tareas deberá modificarse. El terapeuta ocupacional enseñará al paciente la forma más económica de llevarlas a cabo para que no se agrave su dolor o su lesión.

En cuanto a los ejercicios activos analíticos, deben realizarse movimientos de la muñeca sin producir tracciones; sin embargo, deben llevarse a cabo en todo el recorrido articular con la mano cerrada: prono-supinación, flexo-extensión e inclinación cubital y radial.

3.7.2. Desviación de la mano con los dedos en ráfaga

En estadios avanzados de artritis reumatoide, en las manos se origina una desviación cubital de todos los dedos denominada "dedos en ráfaga". En el inicio de esta desviación se percibe una pronunciación excesiva de los nudillos de los cuatro últimos dedos

Esta desviación de los dedos se produce como consecuencia de:
1. Su tendencia fisiológica normal.
2. El empuje del pulgar sobre el índice en algunas tareas cuando se hace la pinza lateral (al usar una llave).

3. Los factores anatómicos normales: *a)* Óseos (asimetría de las cabezas metacarpianas); *b)* capsulares (desigualdad de las direcciones y de la longitud de los ligamentos laterales de las metacarpofalángicas); *c)* musculares, (el papel estabilizador de los músculos interóseos que son menos potentes en flexión) y *d)* desalineamiento del eje de los metacarpianos y del eje de tracción de los tendones flexores de los dedos.

Cuando existe una patología de origen reumatoide, la sinovia de la articulación metacarpofalángica tiene un papel muy importante en el origen de esta deformación. Su inflamación destruye el aparato capsuloligamentoso y las consecuencias son las siguientes:

1. Se agrava la inclinación cubital fisiológica.
2. No pueden ser neutralizados los componentes nocivos de la fuerza de tracción de los tendones de los flexores de los dedos.
3. Se produce una luxación palmar de la primera falange de todos los cuatro últimos dedos que, en casos graves, se sitúan por debajo de la cabeza de los metacarpianos (Fig. 3-14).
4. Se destruyen las inserciones dorsales de los extensores de la primera falange y la ralajación de los interoseos dorsales, los tendones de los extensores se deslizan hacia los espacios intercarpianos anulando su efecto extensor que, si es muy pronunciado, se transforma en flexor.
5. Retracción de los músculos interóseos cubitales de los dedos

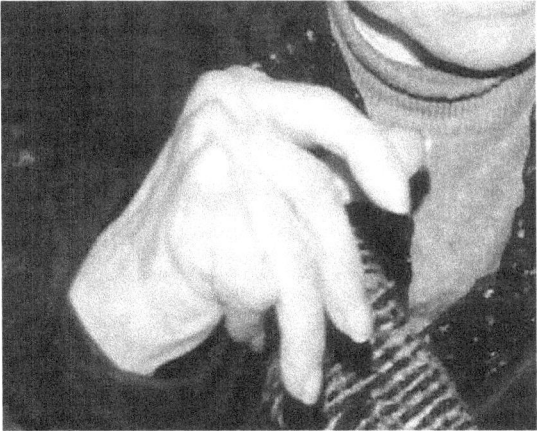

Fig. 3.14 Dedos en ráfaga con luxación de las articulaciones metacarpofalángicas

Tratamiento

El tratamiento puede ser de dos tipos: el preventivo; destinado a evitar las deformaciones que pueden producirse posteriormente (son predecibles) y, el curativo, mucho más costoso en cuanto a tiempo y en esfuerzo; en ocasiones, el tratamiento será quirúrgico.

Tratamiento preventivo

1. Férula postural de reposo nocturna
2. Férula estabilizadora de la muñeca (sí ésta se encuentra afectada; el tipo de férula se describe en el capítulo 5).
3. Evitar las posturas nocivas que pueden favorecer la deformación.
4. Ejercicios de potenciación muscular de los músculos interóseos radiales y de extensores de los dedos.
5. Transformación de la forma de realizar algunas tareas de la vida diaria.

Férula de reposo nocturna. Si el paciente necesita colocarla en ambas manos y no soporta las dos férulas al mismo tiempo deberá ponerla una noche en una mano y otra noche en la otra, aprovechado los momentos de inactividad durante el día para colocarse la que no se haya puesto por la noche. Esta férula sitúa la muñeca y los dedos de tal forma que no se ejerce ninguna tracción de los elementos blandos periarticulares (Fig. 3-15). Obsérvese el suplemento para la retención del índice.

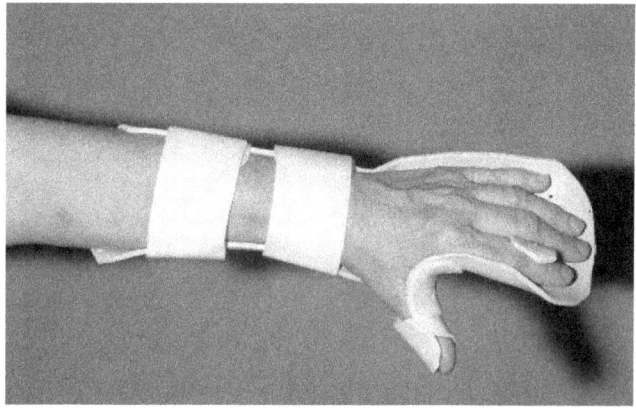

Fig. 3.15 Férula de reposo nocturna

Férula estabilizadora de la desviación del índice. Es una férula funcional que le permite hacer algunas tareas protegiendo la muñeca a la tracción que se ejerce sobre ella; por lo tanto, es diurna. El modelo de férula puede variar si se siguen los principios de contención requeridos (Fig. 3-16).

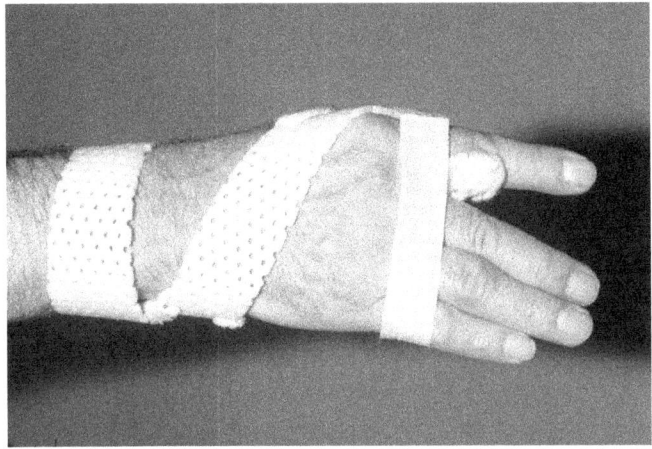

Fig. 3.16 Férula funcional diurna

Evitar las posturas nocivas. Debe explicarse al paciente como adquirir ciertas posturas que no agraven su cuadro de deformidad, concienciándole de que," cuando deje de hacer algo mal, estará haciendo algo bien"; así, no deberá:

1. Apoyarse sobre las cabezas de los metacarpos (nudillos "mano de simio").
2. Dejar descansar la mano en supinación.
3. Transportar bolsas con los dedos "en garra".
4. Coger objetos pesados con las manos en inclinación cubital.
5. Evitar todas aquellas posturas que debido a su trabajo le produzcan el agravamiento de la inestabilidad articular.

Ejercicios.

El paciente realizará los ejercicios al menos dos veces al día, aunque siempre se aconseja que los de tracción y decoaptación los efectúe más a menudo, pero sólo dos o tres tracciones cada vez. Los ejercicios que debe realizar son los siguientes:

Alinear y potenciar los tendones de los extensores y los interoseos. *Posición de partida*: manteniendo un lápiz (si puede flexionar totalmente los dedos), o un tubo más o menos grueso (si presenta ya alguna limitación al cierre), realizar flexión y extensión de las articulaciones MCF. *Desarrollo del ejercicio:* Hay que hacer extensión de las articulaciones MCF, mantener esa postura durante 5 s y a continuación debe relajar (Fig. 3-17 A, B).

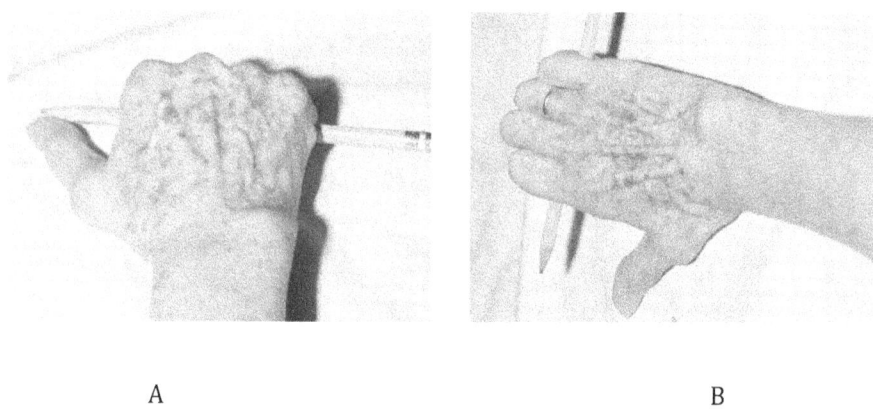

A   B

Fig. 3.17 Trabajo selectivo de interoseos

Traccionar dedo a dedo en sentido longitudinal, desde el índice al meñique (Fig. 3-18). *Posición de partida.* Hay que coger el dedo por su falange proximal alineándolo correctamente con el metacarpo; éste se fija y se tracciona longitudinalmente de proximal a distal haciendo un pequeño giro del dedo en un sentido y en el inverso. De esta forma se trata de reconducir la falange a su posición de alineamiento normal con el metacarpo.

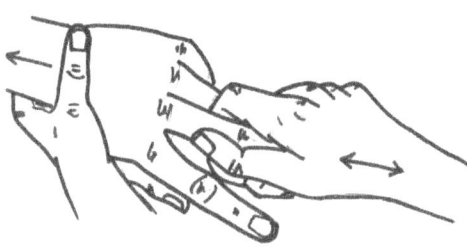

Fig.3.18 Tracción en sentido longitudinal

Potenciar los músculos interóseos radiales. *Posición de partida;* la mano plana sobre una superficie, con el pulgar en abducción. Hay que colocar un lápiz en la zona radial del dedo índice, luego del corazón y así sucesivamente (Fig. 3-19). *Desarrollo del ejercicio:* trasladar cada dedo por encima del lápiz hacia el pulgar, con el dedo correspondiente bien en extensión.

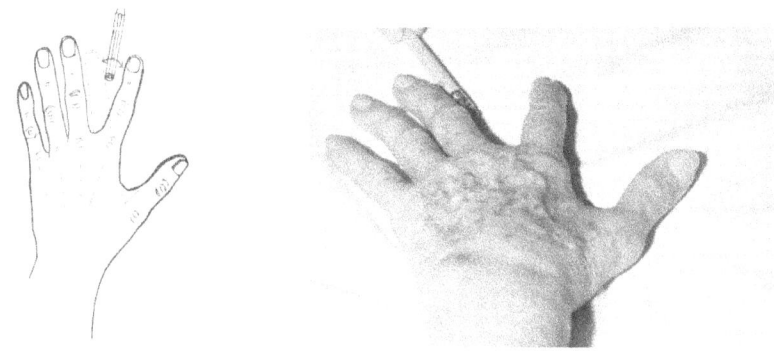

Fig. 3-19 Trabajo de interóseos dorsales y extensores de los dedos

Una variante es la *posición de partida*: poner chinchetas en un trozo de poliexpan y colocar los dedos como indica la (Fig. 3-20).

Desarrollo del ejercicio: Sin mover el pulgar ir pasando dedo a dedo, empezando por el índice, hacia el pulgar (este siempre debe quedar fijo). Levantar todos los dedos al mismo tiempo colocándolos en el lugar que ocupaban y repetir el movimiento. De esta manera trabaja también todo el aparato extensor de los dedos, ya que la extensión es sinérgica de la abducción.

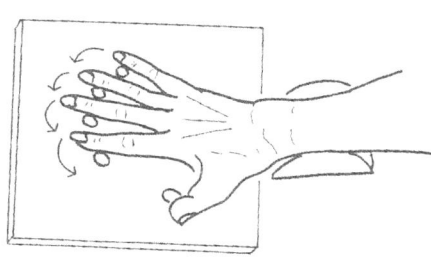

Fig. 3. 20 Variante del mismo ejercicio

3.7.3 Dedo "en cuello de cisne" y dedo en "ojal".

Ambas deformaciones pueden encontrarse en la artritis reumatoide, aunque también se pueden apreciar después de un traumatismo de los dedos.

Dedo "en cuello de cisne"

Se denomina así la alteración del equilibrio de las estructuras blandas en la articulación IFP que tiende a colocarse en hiperextensión y como consecuencia de ello la articulación IFD tiende a flexión (Fig. 3-21 A). También suele aparecer en los dedos "en ráfaga" por el acortamiento de los flexores de los dedos y de los músculos interóseos. Hay riesgo de rotura de la lámina ventral de la articulación

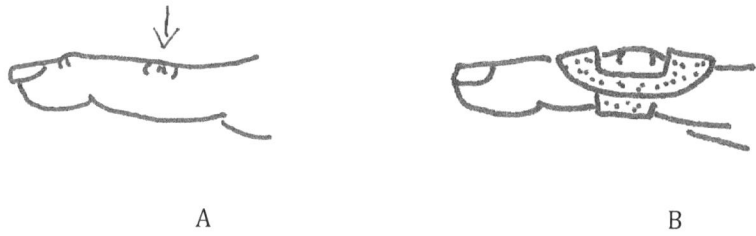

A   B

Fig. 3.21 A) Hiperextensión de la articulación interfalángica Proximal, en "cuello de cisne". B) Férula correctora

Algunas personas con laxitud articular pueden adquirir esta postura de forma voluntaria en todos los dedos; sin embargo, en los sujetos con artritis reumatoide siempre resulta patológica.

Tratamiento

El tratamiento inicial consiste en la colocación de una férula con un ángulo de 10º de flexión para evitar la hiperextensión de la articulación; al llevar a cabo las distintas tareas de la vida diaria, actuaría de forma que evite el alargamiento excesivo e incluso la rotura de las estructuras palmares de contención de la articulación (Fig. 3.21 B).

Sería conveniente realizar ejercicios activos que incluya el fortalecimiento de los elementos que realizan la flexión de la articulación implicada. Además, debería llevarse a cabo un tratamiento para toda la mano, sobre todo de los dedos que tienden a una deformidad "en ráfaga".

Dedo "en ojal"

Se denomina así la deformación del dedo en flexión de la articulación IFP. Puede aparecer después de un traumatismo de la articulación y en la artritis reumatoide que curse con un proceso inflamatorio o sinovitis de la articulación. Ésta, entonces tiende a colocarse en flexión permanente con incapacidad para la extensión (aunque la flexión total también puede estar limitada); como consecuencia de ello la última falange tiende a ponerse en hiperextensión (Fig. 3-22).

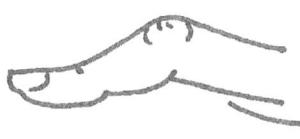

Fig. 3.22 Deformación "en ojal"   **Fig. 3.23** Férula postural preventiva

La incapacidad funcional suele estar producida por el dolor; sin embargo, se trata de una incapacidad moderada, ya que puede realizarse la pinza. No obstante, se produce un rechazo a realizar la actividad por miedo a los roces y a los choques sobre la articulación en los momentos en que hay crisis de dolor.

Tratamiento

El tratamiento inicial consiste en la aplicación de algún medio auxiliar para reducir la inflamación parafina o crioterapia dependiendo de los casos).

1. Colocación de una férula correctora para evitar la flexión y protegerse de los choques en las tareas, dejando libre la falange distal; incluso debe mantenerse por la noche vigilando siempre que no se inflame más el dedo (Fig. 3-23).
2. Ejercicios activos de fortalecimiento, que incluyan la extensión del dedo como por ejemplo "chutar" una bola de papel haciendo presión sobre el pulgar (Fig. 3-24).

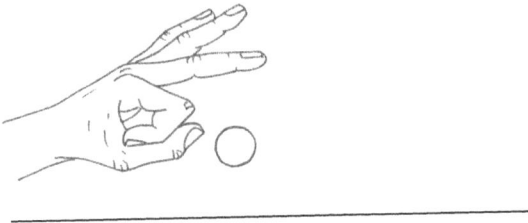

Fig. 1.24 Extensión contra resistencia del índice

Si la flexión completa del dedo está limitada, deberá también realizarse un vendaje compresivo en flexión para lograr que el dedo se flexione completamente,

3.7.4 Dedo en resorte

El dedo en "resorte" (o "en gatillo") se debe a la formación de un pequeño nódulo en la superficie de los tendones flexores de los dedos; puede palparse a la altura de la cabeza de los metacarpianos en un estadio temprano de algunas formas de artritis reumatoide y cuando hay rigidez matutina.

Funcionalmente, el dedo implicado puede flexionarse con facilidad, pero cuando se quiere extender aparece una especie de retención que impide la extensión de la articulación interfalángica proximal (Fig. 3-25). Si el sujeto logra extender el dedo lo realiza con un golpe, sin la regulación normal del movimiento; en ocasiones debe ayudarse con la otra mano y extenderlo de forma pasiva

Es una anomalía que el sujeto siente como incapacitante para algunas tareas en las que precisa cerrar y abrir la mano de forma rápida, ya que el dedo se queda trabado en flexión de manera imprevista.

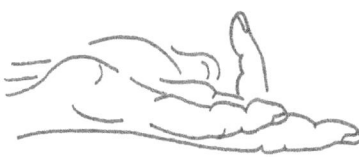

Fig. 3.25 Imposibilidad de extensión de un dedo en "resorte"

Desde el punto de vista mecánico lo que ocurre es que, al flexionar el dedo, el nódulo sale de la vaina del tendón y las bandas transversales (circulares) de ésta oponen cierta resistencia para volver a introducirse en el movimiento de extensión.

Tratamiento

Si se toma como ejemplo el corcho de una botella, puede observarse que, una vez descorchada, si se desea introducir de nuevo el corcho en la botella, debe actuarse lentamente, presionando para acoplarlo progresivamente a la boca de la botella, mientras que, si se procede de forma brusca resultará prácticamente imposible introducir el corcho.

Para el tratamiento de esta anomalía deberá seguirse el mismo principio; es decir, la introducción del nódulo dentro de la vaina de forma lenta y activa para ir ensanchando la vaina y/o desgastando el nódulo con suavidad con ejercicios adecuados y repetitivos.

Se empleará la modalidad de *"trabajo muscular activo en cadena cinética cerrada"*, es decir, fijando la parte distal del dedo en flexión y realizando el movimiento de extensión hacia atrás, hacia la parte proximal. También se puede proceder a dar un masaje profundo de proximal a distal a lo largo del tendón flexor del dedo afectado.

Este tipo de resorte puede aparecer en distintos dedos y en distinta localización del tendón flexor. Los dedos más implicados suelen ser el dedo corazón, el anular, el pulgar y el meñique. El dedo índice sin embargo no suele afectarse.

Resorte de la articulación interfalángica del pulgar

Posición de partida: El pulgar debe estar flexionado y apoyado sobre el borde de una mesa como indica la figura (Fig. 3.26 A), o sobre cualquier otra superficie sólida, se presiona con fuerza y se procede a realizar la extensión del dedo de forma muy lenta y progresiva, sin frenadas, sin disminuir la presión (debe tardarse aproximadamente 10 s en extender el dedo totalmente) (Fig. 3-26 B).

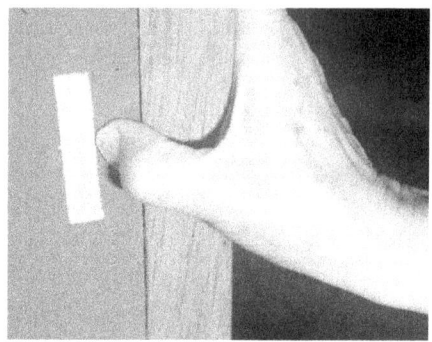 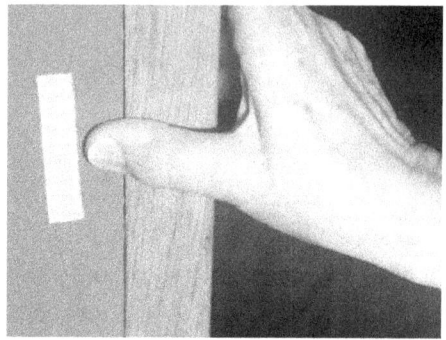

Fig. 3.26 Maniobra de extensión progresiva del pulgar

Hay que poner la máxima atención a no desplazar el dedo hacia delante, para ello se le coloca un testigo que le sirva de feedback. Este movimiento se repite cinco veces seguidas, varias veces al día. De esta manera el sujeto lleva a cabo un autotratamiento continuado hasta la resolución de su problema.

Esta forma de tratamiento puede evitar, en algunos casos, la intervención quirúrgica, lo que siempre implica una agresión para los tejidos de la mano que, en ocasiones, provoca complicaciones de tipo simpaticorrefleja y, además, originar un gasto social que podría evitarse con un buen entrenamiento.

Resorte de los dedos, corazón y meñique

Posición de partida: se colocará la mano plana encima de una mesa flexionando sólo la articulación implicada.
Desarrollo del ejercicio: Realizar la extensión de la articulación muy lentamente trasladando toda la mano hacia atrás pero cuidando de no desplazar el dedo hacia delante (Fig. 3-27 y 3-28).

Este tipo de tratamiento es más eficaz cuando no existe una inflamación aguda articular.

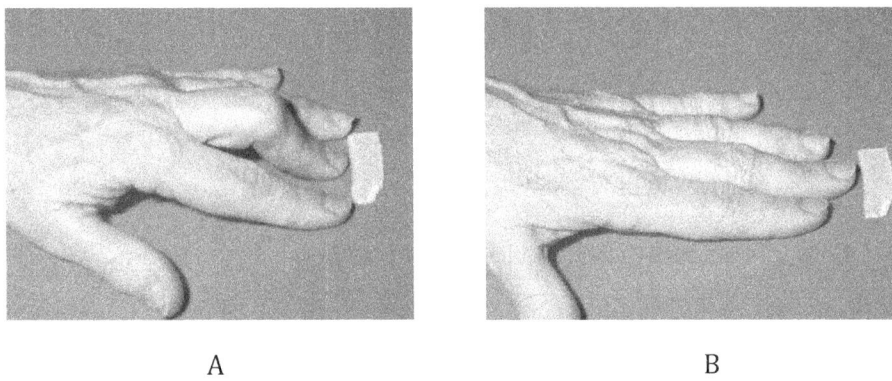

Fig. 3.27 Posición de partida A y final del movimiento para el dedo corazón B

Cuando el sujeto haya aprendido a realizar el ejercicio puede trabar su dedo en cualquier superficie sin necesidad de testigo, lo cual le permite repetir el ejercicio a voluntad.

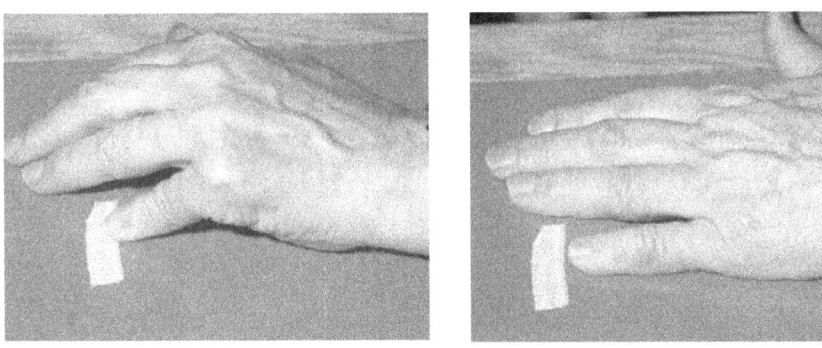

Fig. 3.28 Posición de partida y llegada del meñique.

3.7.5 Alteraciones en el pulgar

Las deformaciones o alteraciones en la movilidad del pulgar se producen como consecuencia de una sobrecarga articular durante una etapa en la que aparece una artritis traumática o reumática y puede asociarse con otras alteraciones de la mano y de los dedos. Sin embargo, la deformación puede aparecer lentamente a lo largo de los años como consecuencia del uso repetido de una actividad laboral en la que el dedo pulgar ejerce presiones en posiciones de esfuerzo articular sin que aparezca dolor, hasta que llega un momento en que se inflama, el dolor entonces aparece y la deformación se acrecienta.

Deformaciones

Las deformaciones más frecuentes son las siguientes:

1. El dedo pulgar en aducción.
2. Dedo pulgar en "Z".
3. La subluxación de la articulación trapeciometacarpiana.

Dedo pulgar en aducción. El dedo va aproximándose cada vez más al borde radial de la palma de la mano, estrechando el primer espacio interdigital lo que origina una subluxación del primer metacarpiano. Al existir una incapacidad para la separación del pulgar se origina una hiperextensión de la falange <u>distal</u> (Fig. 3-29) y una probable luxación del primer metacarpiano de la articulación trapeciometacarpiana.

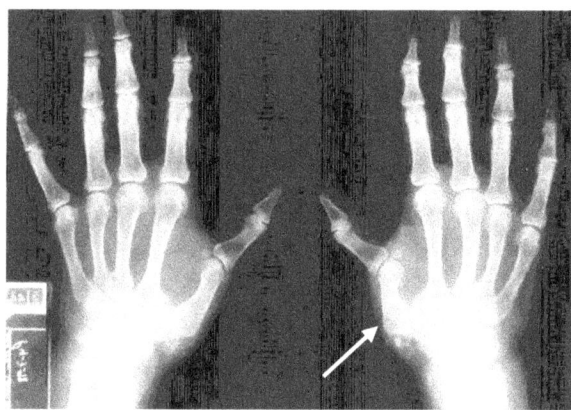

Fig. 3.29 Vista radiológica de la luxación del primer metacarpiano

Deformación "en Z". Esta deformación suele deberse a una artritis de la articulación MCF; cuando conlleva, además, la destrucción del tendón del extensor corto del pulgar, la MCF se luxa y se sitúa por delante de la articulación interfalángica, colocándose la falange en hiperextensión; de esta forma, la deformación asocia una flexión de la MCF y una hiperextensión de la articulación interfalángica, con lo que el pulgar adquiere forma de "Z". Una vez que se ha consolidado esta deformación las pinzas termino-terminal y polidigital no pueden realizarse de forma normal. (Fig. 3-29). En la radiografía puede apreciarse claramente las deformaciones que provoca, en este caso, en ambas manos.

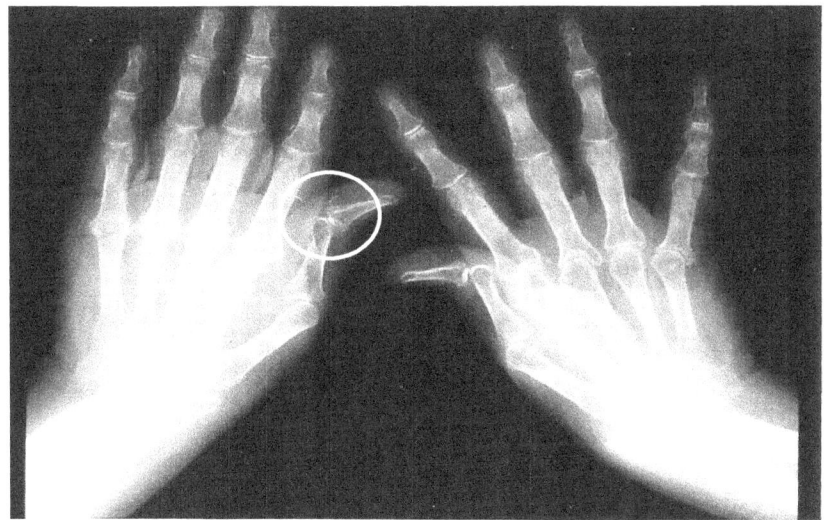

Fig. 3.30 Vista radiológica del dedo pulgar en Z

Tratamiento

El tratamiento debe ser, ante todo, preventivo, para evitar la rotura del tendón del extensor corto, músculo que se encuentra en la base de la deformidad.

Así pues, en el momento en el que aparezcan los síntomas de la artritis debe ponerse en reposo la articulación con una férula postural y, a medida que la inflamación desciende, se entrenará al paciente en la utilización correcta del pulgar con una férula funcional como se ha descrito con anterioridad.

3.7.6 Subluxación de la articulación trapeciometacarpiana.

El metacarpo se abduce a la altura de su segmento proximal, saliendo hacia afuera en relación con el trapecio (topográficamente aparece una protuberancia correspondiente a la base del primer metacarpiano), mientras que el extremo más distal se acerca más al segundo dedo y hacia la palma de la mano. Para que el pulgar continúe su función, el individuo hiperextiende la articulación MCF y la IFD con lo que la deformación se hace cada vez más acusada, con una forma muy típica. El pulgar hace entonces la pinza sin flexional la falange distal. En la figura 3-30 ○ puede apreciarse también esta deformidad

De este modo se va anulando la acción de los flexores del pulgar y del extensor corto, y se originan acortamientos del extensor largo y del aparato aproximador del pulgar. En ocasiones, el cierre total del primer espacio interdigital es prácticamente total.

Cuando existe inflamación, el medio más idóneo, en un principio, para aliviar o resolver esta situación, es poner en reposo las articulaciones implicadas, con una correcta alineación ósea y hacer que trabajen el resto de los dedos sustituyendo la acción del pulgar. Es importante mentalizar al sujeto para que evite las actividades con sobrecarga articular que pueden agravar su problema y aumentar la deformidad como son las siguientes (aunque se conoce, que si no hay dolor, el sujeto sigue realizándolas sin darse cuenta del perjuicio que representa):

1. Coser, hacer ganchillo o tricotar por largos periodos de tiempo.
2. Coger objetos pequeños, apretar un timbre o un resorte con el pulgar.
3. Apretar haciendo pinza.
4. Escribir normalmente a mano durante largos periodos de tiempo.
5. Abrochar o desabrochar los botones o las cremalleras de los trajes.

3.7.7 Tenosinovitis de De Quervain.

Esta alteración afecta los músculos abductor largo y extensor corto del pulgar. La inflamación y el engrosamiento de la vaina por donde se deslizan los dos músculos conjuntamente ocasionan un dolor agudo cuando se ha de separar el pulgar para coger los objetos grandes, dolor que se irradia hacia la cara posteroexterna del antebrazo. También puede aparecer el dolor al realizar un movimiento con inclinación cubital de la muñeca, debido a la tensión de estiramiento que se produce en ambos músculos. Esta alteración puede aparecer como consecuencia del uso continuado del pulgar en algunos oficios o profesiones, aunque en algunos casos tiene un origen reumatoide.

Tratamiento

El tratamiento en terapia ocupacional, junto con el tratamiento clínico pertinente, consiste, sobre todo, en proveer al sujeto de una férula de reposo para evitar las dos maniobras que ocasionan el dolor es decir la separación del pulgar y la inclinación cubital, pero realizando ejercicios activos isométricos y movimientos conpensatorios para mantener en reposo la función del pulgar.

Una vez pasado el periodo agudo, debe realizarse el entrenamiento de la función del pulgar y el estiramiento de los tendones que han podido acortarse durante el tiempo de inmovilización, (como se indica en la página 82 a la 87).

3.8 ARTROSIS

Generalidades

Es una denominación genérica para las patologías que cursan con el deterioro del cartílago hialino articular y que origina la alteración del hueso yustaarticular, así como la de los tejidos articulares y periarticulares blandos. En estadios avanzados de afectación el cartílago puede llegar a desaparecer y, paralelamente, el hueso subcondral se va degenerando con lo que aparecen osteofitos que se sitúan en los bordes articulares.

La artrosis puede aparecer por distintas causas: *a)* por sobrecarga de presión en las articulaciones, (factor mecánico-funcional), debida a la concentración de fuerzas en una actividad laboral; *b)* en articulaciones previamente lesionadas por traumatismos (factor traumático); *c) por* artritis cuando se produce inflamación y sinovitis que lesionan el cartílago; y *d)* puede existir un factor hereditario, endocrino y metabólico.

La poliartrosis se distribuye tanto en las grandes como en las pequeñas articulaciones. En las manos, la distribución de la afectación es muy característica: puede aparecer con dolor e inflamación intensa o, por el contrario, desarrollarse de forma lenta y sin dolor.

Las articulaciones implicadas con mayor frecuencia son la trapecio-metacarpiana del pulgar, que origina la "rizartrosis" del pulgar, la cual, en su forma más grave, produce una luxación y origina la incapacidad para la separación del pulgar del borde radial de la mano con lo que éste se coloca en aducción permanentemente. Las articulaciones MCF raramente se ven afectadas; cuando esto ocurre, la afectación suele ser secundaria a la inflamación de toda la mano (mano de Misouri). Sin embargo, las IFP e IFD son las que se ven más afectadas (Fig. 3-31).

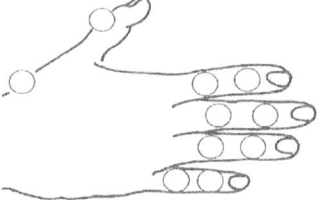

Fig. 3.31 Territorios afectados en la artrosis

La topografía de la mano se altera de forma importante: en las articulaciones IFP aparece un engrosamiento de predominio laterodorsal que constituyen los nódulos de Bouchard. (La mayoría de las veces no suele existir signos de inflamación, y el dolor puede ser moderado).

Las articulaciones IFD son las más afectadas; se producen los nódulos de Heberden, que colocan la falange distal en semiflexión con un engrosamiento bilateral y dorsal; con frecuencia estos nódulos son muy dolorosos, y producen incapacidad para ejercer algunas profesiones, ya que los roces llevan al sufrimiento y al rechazo de los contactos.

La distribución en los dedos resulta muy caprichosa, porque los nódulos pueden aparecer en cualquier dedo de forma aislada o incluso en todos los dedos. Los nódulos de Heberden y los de Bouchard pueden aparecer simultáneamente en la misma mano, en los mismos dedos o en dedos distintos (Fig. 3-32).

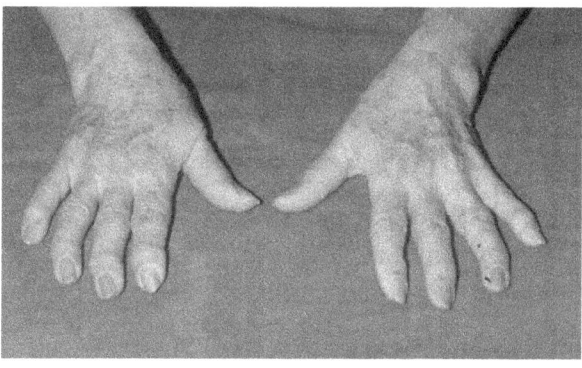

Fig. 3.32 Afectación de las manos con nódulos de Heberden

En el control radiológico se puede apreciar la desaparición de la línea articular, así como osteofitos latero-dorsales. La incapacidad funcional dependerá de la profesión del sujeto. En el caso del ama de casa la incapacidad es relativa.

En una fase temprana de la artrosis aparece un signo subjetivo muy común; la "rigidez matutina". La mano aparece hinchada y rígida, con incapacidad para flexionar los dedos totalmente. Es una incapacidad molesta pero que va desapareciendo durante las primeras horas de la mañana con la actividad.
Cuando la rigidez se asocia a la artrosis de las articulaciones interfalángicas, es difícil vencerla y el sujeto debe aprender a dominar esta rigidez si no quiere perder el movimiento de flexión total de los dedos.

3.8.1 Rizartrosis

La artrosis de la articulación trapeciometacarpiana del pulgar se denomina "rizartrosis"; ésta puede asociarse con una inflamación de las estructuras periaticulares blandas.

La rizartrosis primitiva se produce con mayor frecuencia en las mujeres posmenopausicas, aunque también existen rizartrosis de origen mecánico (profesional) (Fig. 3-33).

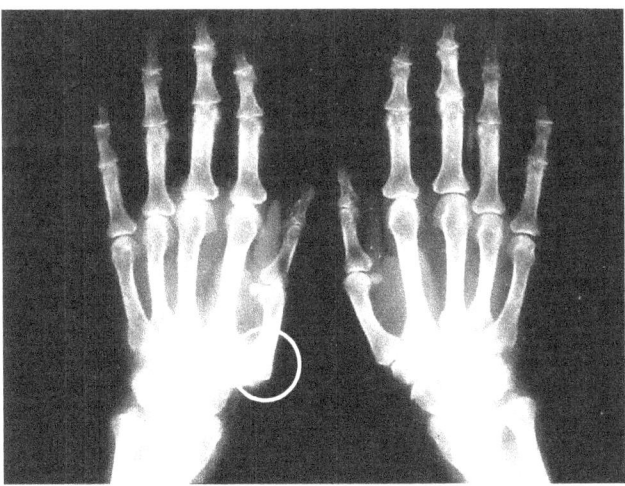

Fig. 3.33 Vista radiológica de la rizartrosis del pulgar

El individuo comienza a usar mal el pulgar para evitar el dolor, lo que origina la aparición de una debilidad muscular del aparato estabilizador de la articulación trapeciometacarpiana. El metacarpo comienza a perder la capacidad de deslizarse sobre el trapecio en el movimiento de aducción y se desplaza más hacia fuera, perdiendo la holgura mecánica necesaria para permitir el deslizamiento de ambas caras articulares; de esta forma se restringe la amplitud de los movimientos, y llega a producirse incluso, una luxación.

El sujeto en este punto es incapaz de colocar la mano totalmente plana sobre una superficie de apoyo, con una concavidad permanente del arco transverso que se extiende desde el pulgar a la base del quinto dedo. Si el sujeto llega a aplanar la mano le ocasionará dolor.

Topográficamente, se observa una protuberancia en la zona de la raíz del dedo pulgar, que corresponde a la base del primer metacarpiano que se ha deslizado hacia fuera del trapecio con una depresión en éste (puede apreciarse en la radiografía). El sujeto estará incapacitado para realizar la abducción correcta del pulgar lo que le impedirá abarcar los objetos de gran tamaño y le llevará a sustituir la función haciendo una extensión impropia de la falange distal (hiperextensión); a consecuencia de ello, el aparato flexor de la falange distal se alarga, mientras que el extensor largo se acorta, y el flexor largo pierde la fuerza necesaria para realizar una flexión correcta de aquella, como consecuencia de ello la pinza no se realiza de forma normal.

Tratamiento

1. Conservar y/o ampliar el primer espacio interdigital para poder abarcar los objetos de gran tamaño (botellas) sin causar una sobrecarga articular.
2. Conservar o restablecer el alineamiento óseo correcto de la articulación trapeciometacarpiana.
3. Prevenir la luxación de esta articulación.
4. Disminuir el dolor.
5. Evitar la hiperextensión de la falange distal
6. Trabajar y potenciar la musculatura intrínseca del primer espacio interdigital fortaleciendo también el flexor profundo, el extensor corto y el abductor del pulgar.
7. Evitar el acortamiento o alargar las fibras musculares del aductor y del extensor largo del pulgar.

8. Realizar la reprogramación sensoriomotriz de la pinza término-terminal de la que a menudo existe una apraxia por desuso.

El tratamiento puede dividirse en tres fases dependiendo de la gravedad y del historial de la evolución previa al tratamiento:

1, Una primera fase de tratamiento del dolor e inflamación.
2. Una segunda fase de tratamiento realizado por el terapeuta y en la que enseña al paciente a autotratarse.
3. Una tercera fase de autotratamiento con control médico-terapeuta que será más o menos largo dependiendo de la evolución hacia la mejoría y, sobre todo, de la motivación del paciente para continuar en el domicilio el tratamiento que se le indique..

En la fase de dolor o inflamación se colocará una férula de reposo con una buena alineación ósea del dedo ampliando el primer espacio interdigital para evitar la sobrecarga articular, y se entrenará al paciente en el uso de la mano con suplencias para que no intervenga el pulgar en las actividades de la vida diaria. La férula deberá moldearse en el propio paciente, en una angulación de la muñeca de 30º y se confeccionará de tal forma que pueda retirarse para que el paciente pueda asearse o lavarse las manos (Fig. 3-34).

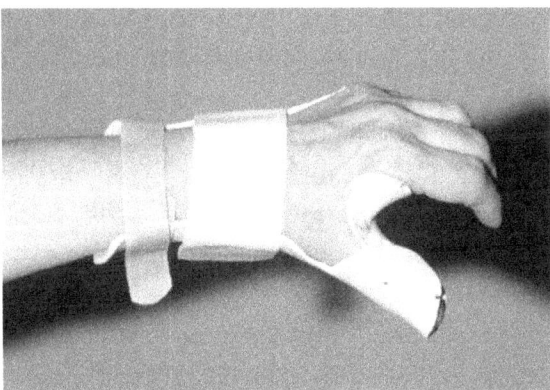

Fig. 3.34 Férula de reposo del pulgar

Con ella suplirá la actividad del pulgar, lo que consiste en servirse de los cuatro últimos dedos para coger objetos, o del uso del índice y el corazón para manipularlos como en el caso de coger una llave, o una servilleta entre los dos dedos. Asimismo, pueden modificarse los útiles de trabajo. Con esta férula el paciente aprenderá a no servirse del pulgar.

En una segunda fase, en la que el dolor y la inflamación ya han disminuido, podrá retirarse la férula durante unos días y podrá suplirse por una férula funcional que permita al sujeto realizar las tareas con un buen alineamiento y sin sobrecarga articular, evitando la aducción del pulgar (Fig. 3-35).

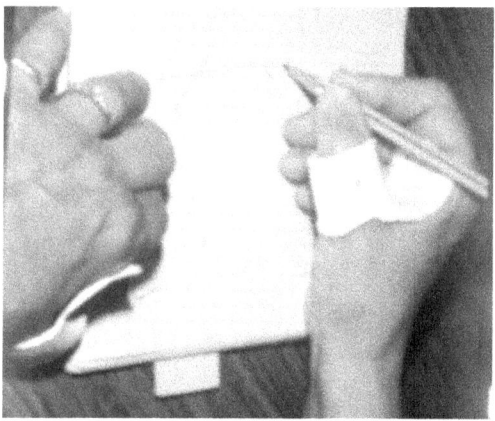

Fig. 3.35 Férula funcional para evitar la sobrecarga articular

El terapeuta le enseñará en que consiste el tratamiento y la importancia que tiene realizarlo en el domicilio. Esta férula puede también mantenerse por la noche

Debe mentalizarse al paciente de la necesidad del autotratamiento, y hacer que comprenda que es más importante que haga pocos ejercicios varias veces a lo largo del día, que un tratamiento intensivo de una sola vez al día, ya que en las artrosis aparecen esporádicamente y en distintas etapas las crisis de dolor y que las deformaciones que se originan suelen ser irreversibles.

En la tercera fase, el sujeto ya no recibe tratamiento pero se revisarán los ejercicios que se le han enseñado y comunicará las actividades que realiza; si aparece o no dolor; con qué frecuencia lleva a cabo el tratamiento; la mejoría que ha experimentado, y si utiliza la férula funcional para las actividades de la vida diaria (el grado de deterioro de éstas indicará si efectivamente la utiliza)

El tratamiento consistirá en:

1. Termoterapia (baños de parafina)).
2. Crioterapia (inmersiones en agua con hielo).
3. Manipulaciones para alinear los elementos óseos.
4. Ejercicios de destreza y potenciación funcional de la mano.

La termoterapia y la crioterapia se utilizarán dependiendo del criterio médico. El tratamiento puede empezarse con baños de parafina y finalizar con la inmersión de la mano en agua con hielo; algunos pacientes refieren que la crioterapia les produce "*consuelo*", mientras que la parafina les "*ablanda y les suaviza las manos*".
Los ejercicios a realizar son los siguientes:

1. Tracción manual en sentido longitudinal con rotación con el objetivo de separar las superficies articulares (decoaptación) del metacarpo y del trapecio. El agarre para realizar esta manipulación se realiza asiendo el dedo a través de la eminencia tenar, girando el dedo, como si se atornillara y desatornillara, al mismo tiempo que se le tracciona de proximal a distal cuidando de alinear adecuadamente los segmentos óseos. (Fig. 3-36 A y B), formas de agarre para la automovilización, (Fig. 3-36 C) dirección de la tracción.

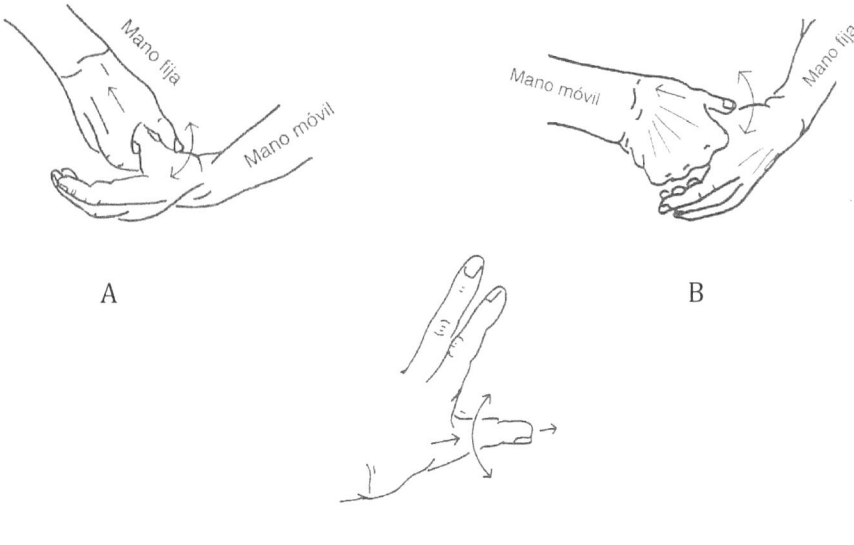

Fig. 3.35 A, B y C formas de agarre y dirección de la tracción

2. Realizar la pinza término-terminal con el índice, manteniendo la apertura normal del espacio interdigital y la flexión correcta de las falanges del pulgar (formar una "O") (Fig. 3-37).

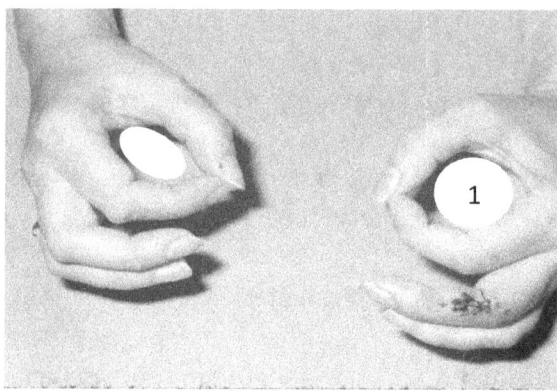

Fig. 3.37 Autocontrol correcto de la pinza bidigital (1)

3. Proyección, en trabajo sinérgico del índice y del pulgar, en extensión hacia delante y en sentido longitudinal, como si los dedos crecieran, siempre poniendo especial atención en alinear los segmentos óseos y manteniendo abierto el espacio interdigital formando una L (Fig. 3-38).

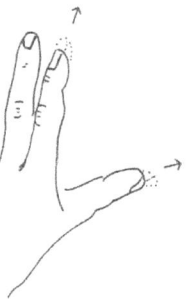

Fig. 3.38 Trabajo sinérgico de la extensión del pulgar y el índice (decoaptación)

4. Abrir de forma activa el primer espacio interdigital colocando la mano plana sobre la mesa sin cargar sobre ella y estabilizando la muñeca en pronación sin que aparezca movimiento alguno de supinación. El movimiento debe ser puro en la articulación trapeciometacarpiana haciendo trabajar el extensor corto y el abductor, y evitando que se produzca la hiperextensión de las articulaciones MCF e nterfalángica del pulgar (Fig. 3-39).

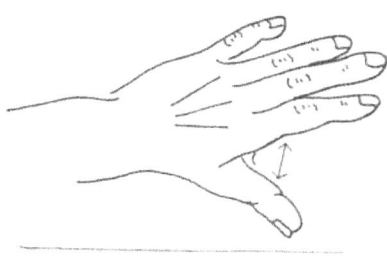

Fig. 3.39 Apoyo de la mano con separación del pulgar en forma de "L"

5. Coger objetos pequeños haciendo pinza con los demás dedos, uno por uno, controlando la apertura del primer espacio interdigital y la flexión de las falanges distal y proximal del pulgar de forma simultánea.

6. Distensión de la articulación trapezometacarpiana del pulgar, en dos tiempos, de forma activa. Con la mano en puño y el pulgar sujeto por los otros dedos, realizar una inclinación cubital, debe mantenerse en esta postura 5 s y volver a la posición de partida: debe producirse un mínimo de dolor y actuar de forma lenta y progresiva; se alargan así los extensores del pulgar (Fig. 3-40)

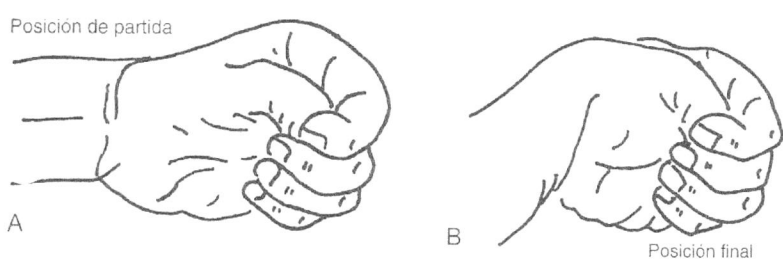

Fig. 3.40 A y B Distensión de la articulación trapeciometacarpiana

7. Relajación consciente del dedo. Poner especial atención para colocar la mano relajada evitando la contracción en extensión de la última falange del pulgar (no dejar el pulgar tieso) (Fig.3-41).

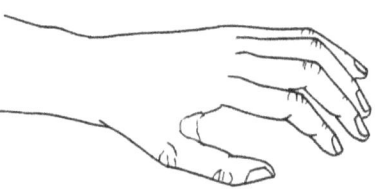

Fig 3.41 Mano relajada

3.8.2 Nódulos de Heberden

Los nódulos de Heberden son engrosamientos óseos que se aprecian sobre todo en las articulaciones distales de los dedos, y que cursan con inflamación y dolor. Pueden aparecer en un solo dedo o en todos, y también pueden ser bilaterales (en ambas manos), aunque no de forma simétrica.

Fig. 3.42 Nódulo de Heberder. Férula correctora

Debido al engrosamiento, la articulación tiende a colocarse en una ligera flexión que puede llegar a consolidarse con la cronicidad (Fig. 3-42). En la fase inicial aparece dolor e inflamación, que persiste durante meses. En esta fase, a la palpación se aprecia una consistencia no excesivamente dura del nódulo. Sin embargo, en la fase de cronicidad desaparece la inflamación y la consistencia es más dura, como de tipo óseo, y el volumen del engrosamiento se reduce.

Desde el punto de vista funcional resulta medianamente invalidante. La incapacidad se debe sobre todo al dolor que se experimenta en los roces y en los pequeños choques que recibe en las actividades de manipulación, aunque cundo se está formando puede aparecer un dolor punzante.

Tratamiento

Desde el principio el tratamiento está enfocado a proteger al paciente del dolor, a reducir la inflamación y a evitar la angulación en flexión de la falange distal; para ello se emplean los siguientes métodos.

1. Baños de parafina y/o crioterapia
2. Reposo articular con férula en dedal.
3. Estiramientos de las partes blandas palmares.
4. Masaje del nódulo.

Crioterapia y baños de parafina., que deben de emplearse como se describen en el apartado correspondiente del capítulo 2.

Férula postural Es muy simple consiste en un pequeño cilindro que alinea correctamente la falange en extensión completa (Fig. 3-42). El sujeto puede mantenerla puesta para hacer las tareas que pueda en la que no le estorbe, retirándola en las que no pueda realizar con la misma. El hecho de ponerla y quitarla produce un ligero masaje que favorece la reducción del engrosamiento del nódulo. Cuando el dolor disminuye puede usarse sólo durante la noche hasta el momento de la cronicidad, cuando ya no se precisa como protección.

Cuando son varios dedos los afectados pueden colocarse varias férulas de forma alternativa, no conjuntamente, ya que resultarían muy incómodo; pueden colocarse en el segundo y el cuarto dedos, o en el tercero y el quinto dedos.

3.8.3 Nódulos de Bouchard

Estos engrosamientos se localizan en las articulaciones interfalangicas proximales (Fig. 3-43): en ocasiones aparecen sin un dolor excesivo, pero limitan de forma importante el movimiento del dedo, sobre todo a la flexión, lo que impide la prensión total al coger objetos con todos los dedos, suele asociarse a una rigidez matutina con cierta inflamación de toda la mano, por lo que en el momento de levantarse se produce una mayor dificultad al no poder cerrar totalmente la mano.

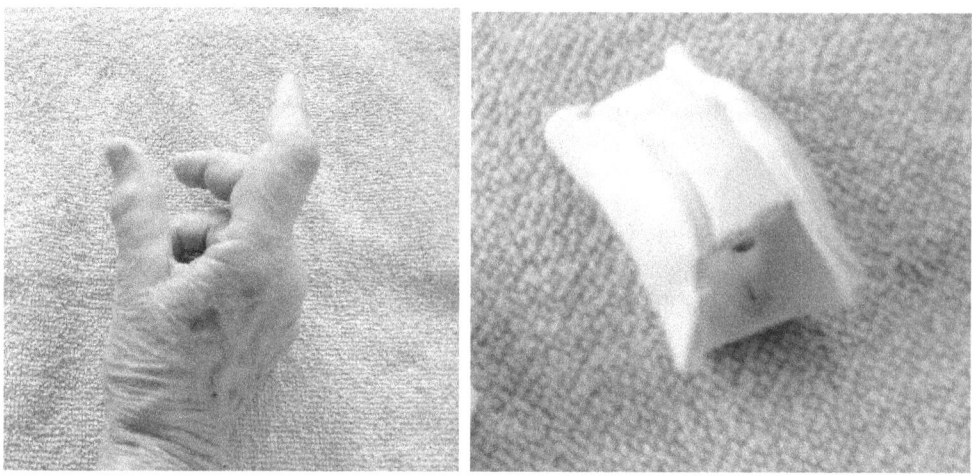

A   B

Fig. 3.43 A) Nódulos de Bouchard y B) férula protectora

Tratamiento

El tratamiento debe ser prolongado en el tiempo para evitar que la articulación se quede totalmente rígida, sin posibilidad del movimiento de flexión. Para reducir la inflamación puede ponerse un vendaje en extensión del dedo, como en la figura 3-7 A, (puede hacerse con una cinta de algodón o con venda autoadhesiva, controlando la presión y repitiendo el vendaje varias veces al día).

Hay que enseñar al paciente a mantener el dedo o los dedos comprometidos flexionados por breves periodos cuando sienta la rigidez, flexionándolos lentamente de forma progresiva, así como a colocarse un vendaje compresivo (bien en toda la mano o sólo en el dedo afectado) con el dedo en flexión cuando sienta que éste se queda más rígido.

En momentos de dolor más intenso el paciente podrá ponerse una férula en forma de ojal de protección, aunque con una angulación de 15º de flexión para que repose la articulación implicada (Fig. 3-43 B).

3.8.4 Rigidez matutina

El paciente siente una incapacidad articular para cerrar la mano, sobre todo al despertarse por la noche o por la mañana. Suele ocurrir en el 2º, 3º y 4º dedos, sin embargo el meñique no suele afectarse. Las articulaciones que se sienten con más rigidez son las interfalángicas, sin embargo, las metacarpofalángicas parece no estar afectadas Puede tratarse él mismo, ya en la cama, flexionando los dedos al máximo, sobre todo las articulaciones interfalángicas; se le debe aconsejar que cuando sienta los dedos rígidos al intentar cerrar la mano, realice los ejercicios mantenido la posición unos minutos apretando el puño de forma progresiva o ayudándose con la otra mano; a continuación debe abrir y cerrar la mano varias veces hasta lograr la máxima amplitud de cierre. Si siente que, durante el día, los dedos se le quedan rígidos debe proceder de la misma forma.

En ocasiones las manos aparecen inflamadas lo que incrementa la rigidez Cuando el sujeto perciba que va perdiendo amplitud en el movimiento, será conveniente enseñarle a que se coloque la venda elástica, con la mano en puño, al menos una vez al día y, si es posible, dos o tres veces al día.

3.9 Consecuencia de las lesiones de la mano y de los dedos

3.9.1 Lesiones de la zona palmar

Las lesiones en la zona palmar de la mano y de los dedos conducen a una alteración que colocan la mano en forma de concavidad, con una probable flexión de la muñeca, lo que llega a producir unas retracciones de la aponeurosis palmar y de los flexores de los dedos, con dificultad para su aplanamiento en el momento del apoyo.

Cuando la mano traumática se presenta en concavidad no se podrá realizar ni su aplanamiento, ni la extensión total de los dedos. Además, es probable que tampoco pueda realizarse una flexión total de éstos para llevar a cabo la garra o la prensión. Asimismo, es posible que no pueda hacerse la separación de los dedos, lo que dificultara sus movimientos selectivos. La mano, pues, debe ser tratada globalmente, hasta conseguir su aplanamiento, la garra, la prensión y la extensión y flexión selectiva e independizada de cada dedo.

Tratamiento

En cuanto al tratamiento, éste puede ser el mismo que se realiza en la contractura de Dupuytren, a diferencia de la férula que variará con la característica de la lesión, sobre todo en lo que se refiere a los grados de extensión. En general, estas férulas deben modificarse muy a menudo.

Asimismo, se llevan a cabo las siguientes manipulaciones: *a)* estiramientos de toda la zona palmar, incluidos los dedos **(**Fig. 3-44 A); *b)* estiramiento de la zona palmar con flexión de los dedos haciendo garra (Fig. 3-44 B); y estiramiento de los arcos transversos (Fig. 3-44 C).

Si existe incapacidad para la prensión total de la mano, se realizará un vendaje compresivo en puño y si la mano está inflamada se colocará en elevación.

Si la mano está muy inflamada, además de los baños de parafina, que se llevarán a cabo en primer lugar, al terminar los ejercicios, puede realizarse un tratamiento de crioterapia con inmersión en agua con hielo.

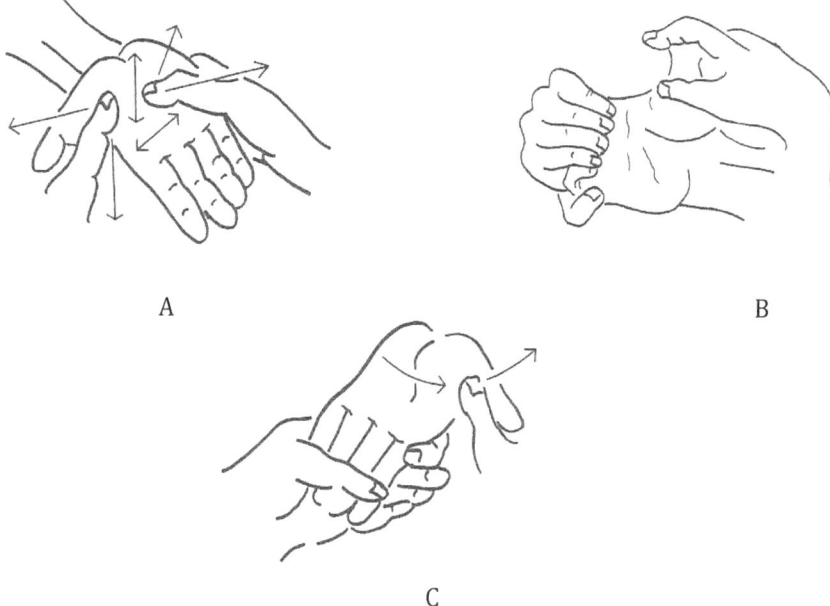

Fig. 3.44 A, B, C Diversos estiramientos de la zona palmar de la mano

Ejercicios activos

1. Manipulaciones con la arena; amontonarla, aplastarla, rozarse con objetos (conchas, piedras etc.)
2. Coger pequeños pesos en elevación (Fig. 3-45)
3. Botar una pelota grande.
4. Chutar bolitas de papel con cada dedo.
5. Aplastar plastilina.
6. Apoyarse sobre la mano abierta, con el codo en extensión.
7. Introducir las AVD.

3.9.2 Lesiones con aplanamiento palmar

En algunas lesiones o afecciones de la mano puede producirse un aplanamiento palmar con rigideces en extensión a nivel de las articulaciones MCF.

Cuando la mano postraumática tiene un aplanamiento podría hacerse la garra de los dedos si no hay rigidez en ellos, pero estaría muy incapacitada para realizar la pinza polidigital aunque podría hacerse la pinza lateral pulgar-índice. Los dedos están juntos y los espacios interdigitales disminuyen; la mano se estrecha y se acortan las bandeletas transversales formando un cordón a la palpación; disminuyen los pliegues palmares de flexión e incluso de oposición, los dedos presentan dificultad para independizarse los unos de los otros y hacer movimientos selectivos, como por ejemplo, para señalar con el índice.

Tratamiento

Con el tratamiento deben obtenerse los arcos palmares transversos y longitudinales, hasta que la mano pueda ponerse cóncava (mantener una pelota pequeña contactando toda la palma de la mano). Para ello habrá que hacer estiramientos de las estructuras blandas dorsales (en sentido transverso) e interdigitales, así como de las bandeletas transversas palmares, para darle movilidad a los metacarpos entre sí. También suele existir una limitación de flexión con rigidez en las articulaciones MCF.

Al principio del tratamiento se aplicarán baños de parafina para preparar los tejidos.

Ejercicios pasivos

1. Movilización con estiramiento dorsal transverso curvando la palma de la mano hacia la concavidad (Fi. 3-46).

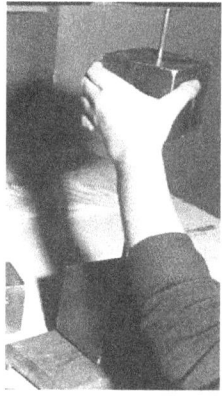
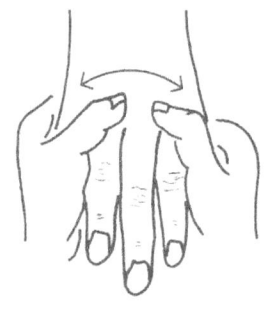

Fig. 45 Trabajo en elevación   **Fig. 3.46** Estiramiento dorsal transverso

2. Separación de los dedos aumentando el espacio interdigital. Se procederá a introducir el pulpejo de nuestro dedo en el espacio interdigital presionando.

3. Férula de separación de los espacios interdigitales (Fig. 3-47).

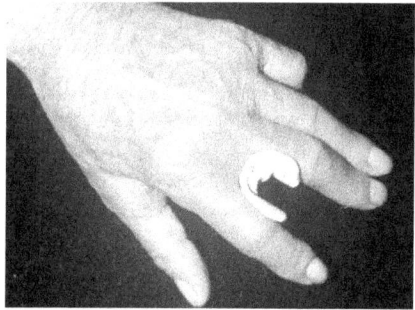

Fig. 3.47 Férula de separación interdigital.

4. Vendaje con una bola de goma espuma dentro de la mano. El vendaje debe hacerse acoplando la mano a la bola para producir su concavidad.

5. Golpear toda la zona palmar de los metacarpos, con los pulpejos de los dedos para despegar las estructuras blandas.

6. Posteriormente, hay que colocar el vendaje con la mano en puño. El vendaje en puño permite, además de lo ya expuesto, el estiramiento de los interoseos que, sobre todo en el aplanamiento palmar, suelen acortarse y podría consolidarse la rigidez en las articulaciones MCF si no se trabajan precozmente.

Ejercicios activos

- Si el paciente es capaz de mantener una pelota pequeña no demasiado dura, podrá golpearla sobre una superficie dura variando la postura de la mano, para que los choques los reciba en toda la superficie de la palma de la mano, (zona metacarpiana y de las articulaciones MCF). La pelota debe ser maciza, pero no excesivamente dura. Cuando se haya desensibilizado algo la zona, se cambiara la pelota por una patata (este alimento tiene una consistencia muy apropiada para trasmitir los choques sobre la mano y se puede encontrar a la medida de cada mano, es fácil de adquirir y es económica, por lo que al paciente le agrada usarla para el tratamiento).
- Coger bolas haciendo la pinza con el índice y el pulgar, guardarlas en la mano, en supinación completa, hasta un número de cinco y trasladarlas a un recipiente. El hecho de guardarlas en la mano requiere la independencia del índice de los demás dedos y coloca la mano en posición cóncava.
- Manosear arena, cogiendo puñados y llenando un envase.
- Amasar arcilla.
- Arrugar una toalla (colocada estirada sobre la mesa) y recogerla con todos los dedos.

3.9.3 Síndrome del túnel carpiano

Este síndrome aparece debido al estrechamiento del espacio formado por del ligamento anular que comprime el paquete vásculonervioso que accede a la mano a través de él y que suele provocar el adormecimiento y disestesias de los dedos en el territorio del mediano, con parestesias que despiertan al sujeto por la noche,; en algunas posturas durante el día, como al conducir, o al escribir en ordenador; a veces, el paciente refiere un dolor ascendente en el antebrazo llegando incluso hasta la axila. El estrechamiento puede ser debido a los siguientes motivos:

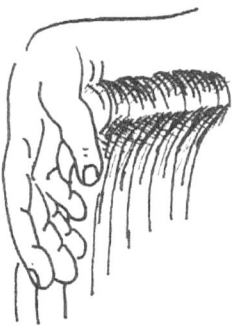

Fig. 3.48 Postura nociva

1. Edema por distintas causas, retención de líquidos, obesidad, artritis, etc.
2. Maniobras mecánicas al realizar algunas actividades que precisan colocar la muñeca en hiperflexión o hiperextensión muy forzadas.
3. A las malas posturas que se adquieren en reposo o al dormir (Fig. 3-48)
4. En casos de artritis reumatoide.

Tratamiento preventivo.

En las fases iniciales, la colocación de una férula funcional en posición neutra de dorsiflexión, para algunas tareas y para dormir, puede mejorar el cuadro de incomodidad originado por las disestesias.

También es importante concienciar al sujeto de que existen posturas que le pueden perjudicar como son: dejar la mano colgando, cruzarse de brazos con la mano muy en flexión dorsal o palmar, apoyarse cargando todo el peso sobre ella, entre otras En estadios muy avanzados con agravamiento de los síntomas clínicos posiblemente necesite intervención quirúrgica. La intervención del terapeuta en tal caso será posterior a la misma.

En estos casos deberá ponerse especial atención en el tejido cicatricial y en las amplitudes del movimiento de la muñeca que se hayan restringido, así como a las alteraciones sensitivas residuales como dolor y acorchamientos. Por ello habrá que realizar ejercicios de desensibilización con roces y presiones. Se pueden emplear en este caso los baños de remolino durante 15 o 20 min.; en primer lugar en el remolino suave y, posteriormente, en el chorro subacuático directo (solamente durante 5 min.) para realizar un masaje más profundo. También está indicado el contacto con la arena en forma de cascada sobre la cicatriz y más adelante los roces con la misma.

3.9.4 Contractura de Dupuytren

La contractura de Dupuytren (suele ser familiar) se caracteriza por el engrosamiento de las bandas de la aponeurosis palmar localizada entre la piel y los tendones flexores, implicando a éstos y afectando a las articulaciones MCF e IFP, sobre todo al cuarto y quinto dedos, ya que los coloca en flexión permanente, en general el más afectado es el dedo meñique; en ocasiones es bilateral (Fig. 3-49).

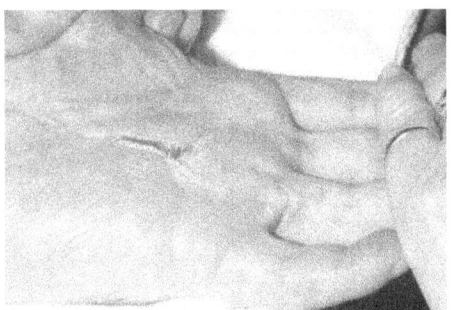
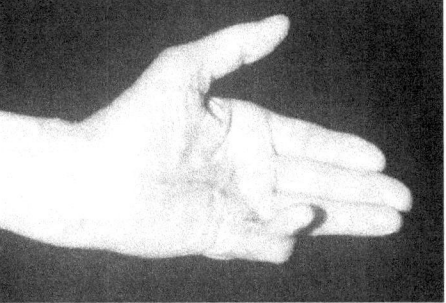

Fig. 3.49 Dos casos de Dupuytren posquirúrgico

En el ámbito de la terapia ocupacional la mayoría de las veces se atiende al sujeto con contractura de Dupuytren en la fase postquirúrgica en un estadio precoz. Se aprecia las cicatrices propias y la inflamación, que en ocasiones ocurre y es de origen simpático-refleja. Así pues, el terapeuta va a enfrentarse al tratamiento evaluando todas las disfunciones:

- Costras y cicatrices tiernas.
- Movimientos limitados y articulaciones que tienden a la rigidez en los dedos e incluso en la muñeca.
- Actitud de protección (que implica todo el miembro superior).

- Miedo a los roces y a los contactos de la mano (que incapacita al paciente para las **AVD**).

Tratamiento preventivo

No obstante, existe un tratamiento preventivo que, si se realizara desde el momento en que el paciente percibe y comienza a sentir tirantez y engrosamiento en la zona, no evolucionaría hacia la fijación de los dedos en flexión.

Este tratamiento consiste simplemente en enseñar al sujeto a hacerse estiramientos repetidos a lo largo del día con un masaje de presión longitudinal a lo largo de las fibras engrosadas de la aponeurosis palmar, realizándolo de proximal a distal, hasta el primer pliegue interfalángico de los dedos implicados.

El sujeto debe realizar esta maniobra de forma rutinaria; a menudo suele integrarse en su actuación de tal forma que no se percata de ello. Este tratamiento conservará la extensión total de los dedos afectados y se evitaría la cirugía posteriormente (Fig. 3-50).

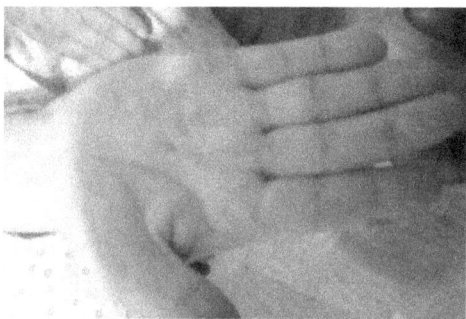

Fig. 3.50. Dupuytren, tratado con autotratamiento durante 15 años

Tratamiento postquirúrgico

En la primera fase del tratamiento el terapeuta tratará de ganarse la confianza del paciente, ya que suele estar temeroso a los roces y a los contactos, se le explicará en qué va a consistir su tratamiento y se procederá a realizar las siguientes acciones:

1. Lavarse o lavarle la mano con agua y jabón.

2. Untar las costras con vaselina o aceite neutro para que se vayan desprendiendo.
3. El aceite se puede extender por toda la mano para suavizarle la piel.
4. Enseñarle a tocarse toda la mano y los dedos para que acepte los contactos.
5. Hacer alguna actividad que incluya coger, soltar y trasladar o lanzar (lanzar una pelota a una pared ayudará al drenaje de la mano cuando está inflamada).

En una segunda fase se le implicará más al paciente en su tratamiento, enseñándole a tratarse la mano fuera del tiempo en que acude al departamento e insistiéndole en la importancia de aquel en su buena evolución.

Además, se confeccionará una férula postural, que será diseñada según el tipo de alteraciones que presente; en ocasiones es necesario hacerla para obtener la extensión de los tres últimos dedos, con la amplitud que permitan. Se irá modificando progresivamente dependiendo de la amplitud de extensión que se vaya alcanzando; en último lugar, se obtendrá la dorsiflexión de la muñeca. Se deberá usar sobre todo por la noche y en los momentos de inactividad (Fig. 3-51).

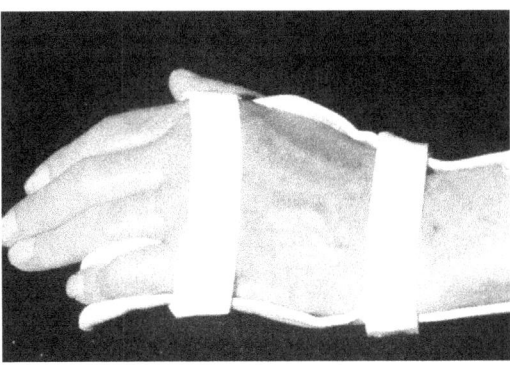

Fig. 3.51 Férula de estiramiento para el meñique

Tratamiento

El tratamiento en esta etapa será el siguiente:

1. Baños de parafina si la mano no está muy caliente e inflamada.

2. Estiramientos manuales en forma de Z en toda la longitud de la cicatriz.
3. Estiramiento de los flexores de los dedos, de proximal a distal
4. Tracciones en sentido longitudinal de las articulaciones alteradas.
5. Percusiones con los pulpejos de los dedos para movilizar en profundidad los elementos blando adyacentes de la cicatriz.
6. Vendaje compresivo en flexión de todos los dedos para ampliar la flexión con la mano en elevación para facilitar el drenaje.
7. Ejercicios activos con diversos objetos que el paciente puede abarcar.
8. Botar una pelota (para provocar choque en la palma de la mano). Desensibiliza y ablanda los tejidos.
9. Manipular arena.
10. Crioterapia al finalizar el tratamiento.
11. Férulas en extensión máximas de los dedos implicado

El masaje y las percusiones desempeñan un papel importante para otorgar elasticidad a la cicatriz y despegarla de los planos profundos. Para ello se puede emplear una pelota de tenis o una patata, que transmite los golpes de forma suave y puede alcanzar toda la mano si tiene la forma adecuada.

Se insistirá al paciente para que utilice la mano en todas las actividades en el domicilio (para comer o vestirse), así como para que realice baños con hielo una vez al día, se coloque el vendaje compresivo tres veces al día durante un máximo de 20 min, golpee la zona de la cicatriz y tejido adyacente con los pulpejos de los dedos, y después con una patata (como se explica anteriormente) y para que utilice la férula como se le haya indicado.

3.10 Tratamiento de las lesiones traumáticas de la muñeca

3.10.1 Posiciones más frecuentes de inmovilización.

Postraumáticas y posquirúrgicas. Dependiendo de la lesión, la inmovilización será diferente, ya que la articulación de la muñeca es una zona de paso tendinosa y vásculonerviosa y, además, posee un gran número de ligamentos para unir todos los elementos óseos entre sí. Las actitudes que podremos encontrar son las siguientes:

1. En posición neutra de dorsiflexión.
2. En flexión palmar a veces asociada a una inclinación cubital.
3. En flexión dorsal a veces asociada a inclinación cubital o radial.
4. En posición neutra de pronosupinación.

A menudo cuando se retiran los elementos de inmovilización el recorrido articular estará limitado en cualquier eje, y sobre todo el longitudinal, por lo cual la pronosupinación estará muy comprometida.

Evaluación

El terapeuta debe conocer el tipo de cirugía que se ha realizado y observar las radiografías posquirúrgicas.

En las radiografías deben observarse las interlineas articulares de las articulaciones radiocarpiana e intercarpiana, y evaluar el movimiento activo residual en los tres planos del espacio (frontal, sagital y horizontal) es decir, la flexo-extensión, la inclinación cubital y radial y la prono-supinación. En esta última hay que poner especial atención en que no existan suplencias a nivel del hombro; para ello debe fijarse el codo en flexión apoyándolo sobre una superficie o pegándolo al cuerpo.

Tratamiento

1. Mediante posturas de estiramiento.
2. Mediante movilizaciones pasivas.
3. Mediante ejercicios activos funcionales.
4. Mediante férulas de posición.

Estiramientos suaves mantenidos durante 10 minutos.

Se realizan colocando la mano en una determinada posición y ejerciendo sobre la muñeca una tracción en sentido de la gravedad. Para ello se coloca un peso ligero sobre la articulación de forma que su acción no provoque una reacción de defensa en la musculatura antagonista. De esta manera se obtiene un alargamiento de los elementos blandos de la articulación.

Ejercicios para aumentar la dorsiflexión:

a) Posición inicial. El codo y antebrazo colocados sobre una mesa. La mano debe situarse con los dedos semiextendidos sobre un saco pequeño. Hay que colocar un peso de 100 a 250 sobre el dorso de la muñeca. El paciente debe intentar tocar con la cara palmar de la muñeca el plano de la mesa (Fig. 3-52).

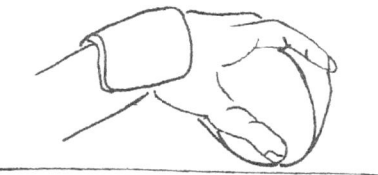 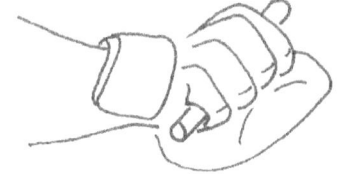

3.52 Estiramiento progresivo para la dorsiflexión

Fig.3.53 Dorsiflexión de la muñeca con flexión de los dedos

b) Dedos flexionados (mano cerrada sobre el mismo saco. Colocar el peso de la misma manera (Fig. 3-53).

c) Mano sobre una pelota mediana, con los dedos en extensión abarcándola. Tratar de descender la muñeca hacia el plano de la mesa, siempre con el peso en el dorso. (Fig. 3-54).

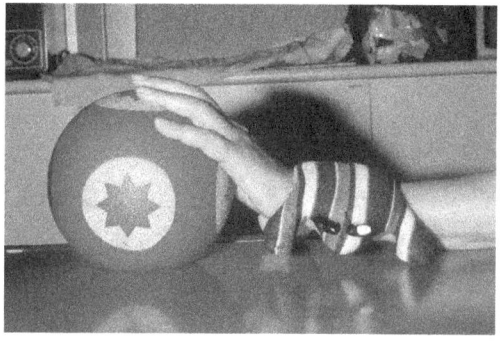

Fig. 3.54 Extensión total de la muñeca y de los dedos

Para aumentar la *flexión palmar* tiene que situarse al paciente de forma lateral a la mesa con el brazo apoyado; la muñeca elevada sobre un saco pequeño de arena o sobre un plano inclinado y la mano en puño fuera de ella, al permanecer los dedos flexionados se están alargando, al mismo tiempo, los extensores de los dedos. Hay que colocar una banda ancha, sobre el dorso de la mano y, al extremo, un peso ligero (Fig. 3-55).

Es importante recordar que nunca hay que producir un dolor que el paciente no pueda soportar durante el tiempo del estiramiento.

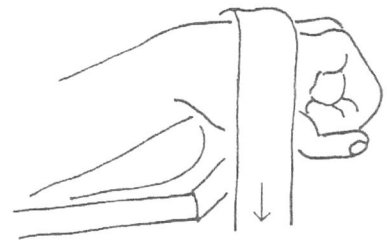

Fig. 3.55 Flexión palmar progresiva.

Para aumentar la *inclinación radial* (que posee pocos grados de amplitud), hay que colocar la muñeca en posición neutra de pronosupinación y la mano cerrada, con una almohadilla debajo del borde cubital de la mano para tratar de elevarla, y el peso ligero 250 a 400g sobre la muñeca (Fig. 3-56).

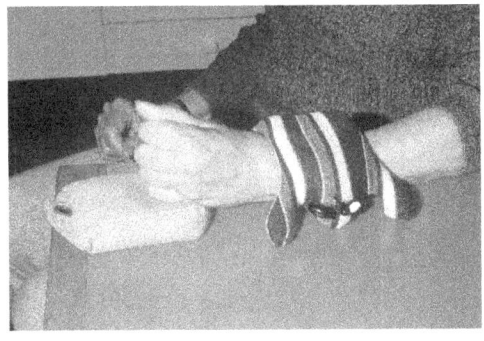
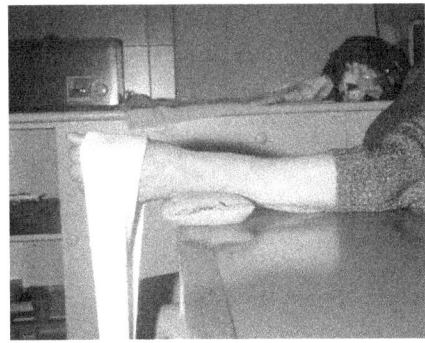

Fig. 3.56 Inclinación radial progresiva   **Fig. 3.57** Inclinación cubital progresiva

La *inclinación cubital* Se puede obtener colocando la mano fuera del borde de la mesa, con una almohadilla debajo de la muñeca (Fig. 3-57) y con el mismo peso.

Movilizaciones pasivas.

Deben ser realizadas en un principio por un terapeuta, forzando algún grado la articulación, tratando de alinear bien los segmentos, y no produciendo un dolor excesivo. El sujeto debe aprender a llevar a cabo estas movilizaciones y se supervisará que las realice correctamente.

Por férulas de posición nocturnas o diurnas,

Se utilizan para mantener los grados ganados con el tratamiento postural y las movilizaciones pasivas. Estas férulas deberán ser modificadas en su angulación a medida que el tratamiento avance (probablemente la modificación deberá hacerse cada semana).

Ejercicios activos funcionales

Ejercicios de manipulación de arena en distintas posiciones de la mano.

a) Hacer un montón alto y aplastarla.

b) Meter la mano con los dedos juntos y hacer que se deslice por el dorso.

c) Coger la arena con la mano en forma de cuchara y lanzándola un poco hacia arriba, hacer que se deslice entre los dedos.

d) Con un vaso largo, coger la arena en pronación y vaciar el vaso en supinación.

Ejercicios con arcilla. Amasar arcilla produce contracciones isométricas en la muñeca, lo que provoca un aumento de tono y fortaleciendo los músculos que la estabilizan (Fig. 3-58). Es buen ejercicio para aumentar la potencia muscular de lumbricales e interóseos.

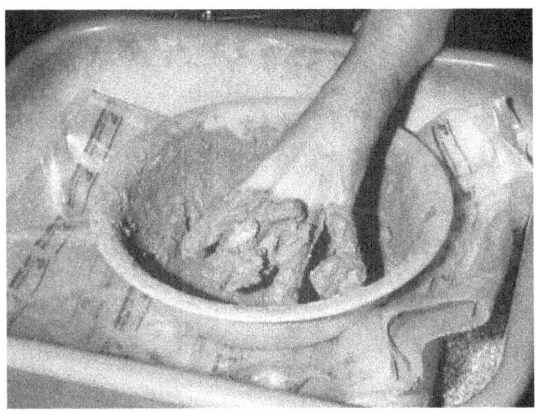 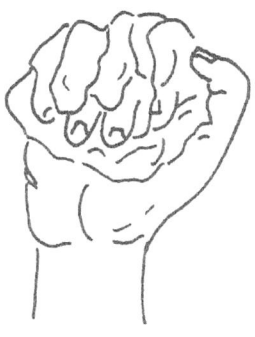

Fig. 3.58 Fortalecimiento de la musculatura intrínseca de la mano y de los estabilizadores de la muñeca

Otros ejercicios

a) Apilar objetos (en el domicilio, botes de conserva de hasta 500 gr empezando por 50 g; se deberá ir aumentando la altura).
b) Botar una pelota grande (50 botes).
c) Lanzar una pelota pequeña al aire y recogerla con la misma mano en supinación.
d) Hacer y deshacer un ovillo manteniéndolo en la mano sana, sin moverlo; se realiza así un movimiento de circunducción de la muñeca.
e) En posición de bipedestación, apoyar las dos manos sobre el plano de una mesa tratando de hacer un buen apoyo palmar y sobre todo con el talón de la mano, (hay que estar atento a la extensión de codo, que debe aumentar de forma progresiva).

Cuando se ha conseguido el recorrido articular activo máximo, es preciso realizar un movimiento pasivo forzado, ya que toda articulación indemne posee un pequeño juego articular más allá de la acción muscular, lo que permite realizar movimientos máximos imprevistos sin dolor, por ejemplo, en tirones o apoyos.

3.11 Lesiones de los dedos

Las consecuencias de las lesiones de los dedos son de una gran importancia debido a los numerosos elementos de contención y de deslizamiento que poseen en espacios muy reducidos, por lo que suelen abundar las adherencias a los planos adyacentes (vainas, aponeurosis o piel).

Con el tratamiento hay que conseguir ampliar el recorrido articular soltando estas adherencias y dando elasticidad a todo el aparato capsulo-ligamentoso, lo que facilitará el deslizamiento de los tendones terminales musculares a través de sus vainas (en los flexores de los dedos), así como procurar que alcancen la longitud normal si han sido sometidos a suturas (en los que hay que tener en cuenta que pierden resistencia a la tracción), o modificaciones posturales.

En el caso de reparaciones de los elementos blandos y de los tendones flexores de los dedos, el terapeuta debe tener un conocimiento especializado de las reparaciones de la mano y actuar siempre de acuerdo con el cirujano.

Modificaciones posturales

Las actitudes que suelen presentar después de retirados los elementos de contención son los siguientes:

1. Actitud en extensión de la articulación implicada (sobre todo la articulación MCF).
2. En las articulaciones interfalángicas lo más usual es que se encuentren en semiflexión (Fig, 3-59).

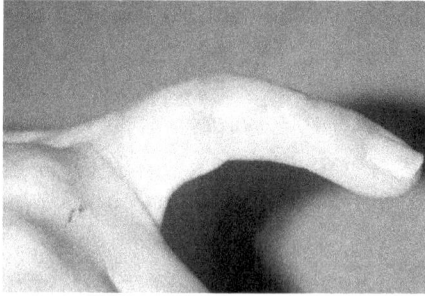

Fig. 3.59 Actitud en flexión con rigidez articular

3. El meñique puede aparecer en abducción y extensión de la articulación MCF.

4. En traumatismos del pulgar suele presentarse en abducción, pero no total.

5. Cuando la mano ha estado inmovilizada y/o inflamada el pulgar se presenta en aducción, con una reducción importante del primer espacio interdigital. Esta posición es muy nociva para el equilibrio articular de la articulación trapecio-metacarpiana. También se presenta así en las lesiones palmares.

6. La actitud en flexión de las IFP puede asociarse con una hiperextensión de la MCF y de la IFD, mientras que la actitud en extensión de la IFP suele asociarse a una flexión de la articulación IFD. Lo más habitual es la semiflexión de aquella.

3.11.1 Evaluación funcional de los dedos

1. El apoyo de la mano con todos los dedos en extensión, la muñeca en dorsiflexión máxima y el codo en extensión. Todos los dedos deben contactar la superficie de apoyo (huella palmar) (Fig. 3-60 A y B).

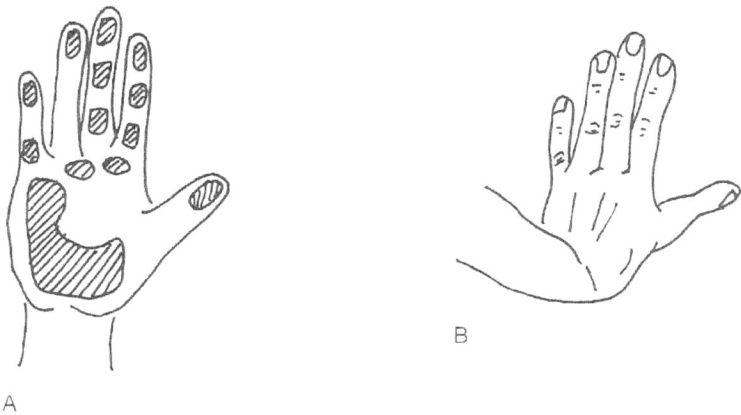

Fig. 3.60 A) Huella Palmar. B) Apoyo palmar con dorsiflexión

1. Coger una pelota mediana con todos los dedos.
2. Abarcar una botella abriendo correctamente el primer espacio interdigital.
3. Coger un disco del tamaño de un CD con todos los dedos.
4. Hacer el gesto popular de "está buenísimo" colocando el pulgar en oposición a todos los dedos.
5. Coger una aguja de tricotar haciendo flexión de todos los dedos (Fig. 3.61)

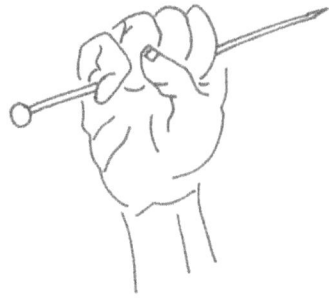 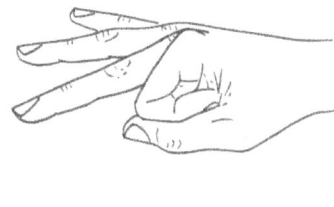

Fig. 3.61 Flexión total de los dedos   **Fig. 3.62)** Flexión del índice

6. Contactar con el pulpejo de cada dedo, la base de las falanges proximales.
7. Hacer el caracol con el índice y el pulgar (Fig. 3-62).
8. Coger un grano de arena gruesa haciendo pinza terminal con cada dedo.
9. Rasgar un papel haciendo pinza lateral con el índice y el pulgar.
10. Pasarse un lápiz de dedo a dedo sin ayudarse con la otra mano.
11. Hacer el gesto de señalar con el índice colocándolo en extensión total, con los demás dedos flexionados.

Con esta evaluación funcional puede apreciarse perfectamente las amplitudes articulares que están limitadas y a qué niveles.

3.11.2 Lesiones del índice

En las lesiones del índice, que es un dedo de habilidad, conseguir la flexión total de la articulación MCF resulta muy difícil, ya que en la mayoría de las tareas nunca se alcanza la flexión total al verse frenado el movimiento por el pulgar o por la flexión de las articulaciones interfalángicas, con lo que aquella queda en una posición intermedia. Sin embargo, en algunas lesiones puede llegar a ser totalmente funcional sin alcanzar la flexión total.

Para alcanzar la flexión total es preciso que el extremo del dedo alcance la eminencia tenar y el pulgar quede fuera de su recorrido. Este, entonces, puede sujetarle por su primera falange (Fig. 3-63).

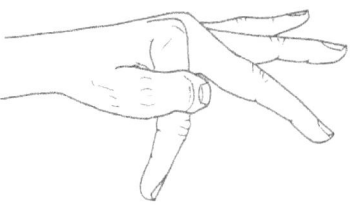

Fig.3.63 Flexión total del índice

3.11.3 Lesiones del meñique

El meñique, que es un dedo de fuerza, precisa obtener la flexión total de la articulación MCF así como las de las interfalángicas si quiere obtenerse su total función en el agarre de ciertas herramientas u objetos, como cuerdas. También es necesaria la flexión en el momento de escribir a mano, para que no frene el movimiento de traslación rápida de la mano sobre el papel, sobre todo cuando se cogen apuntes.

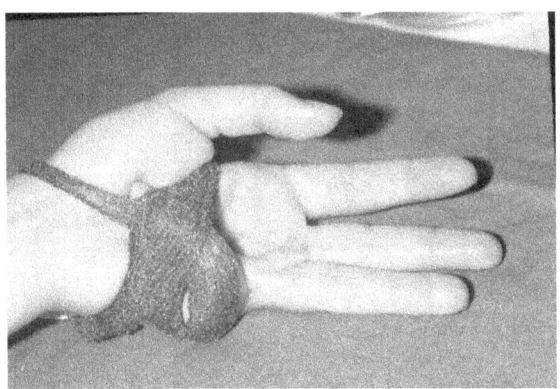

Fig. 3.64 Vendaje del meñique en flexión y oposición

La articulación MCF de este dedo, cuando ha sufrido una lesión es difícil que llegue por sí misma a la flexión total. Su tratamiento debe encaminarse a sacar hacia fuera el "nudillo" correspondiente, estirando las estructuras blandas periarticulares y realizando la flexión de sus tres articulaciones. Si solamente se flexionara la articulación MCF y las interfalángicas permanecieran en extensión, esto indicaría que existe una retracción de los músculos interóseos y lumbricales del dedo. En este caso es de una gran importancia realizar el vendaje del dedo en flexión total durante 10 minutos varias veces al día (Fig. 3-64).

Cuando el meñique se presenta en abducción es necesario realizar un estiramiento del borde cubital de la mano, para alargar el abductor y conducir el dedo hacia la línea media de la mano.

Tratamiento

El tratamiento rehabilitador y de recuperación funcional de la mano en general, siempre irá encaminado a lograr recuperar las amplitudes de movimiento perdidas hasta su máxima amplitud, (si no existen topes óseos o anquilosis), ya que los grados de movimiento que falten para lograr su amplitud normal podrían ser dolorosos en un momento de actividad automática imprevista. Se realizarán los siguientes ejercicios:

1. Baños de parafina al principio del tratamiento para preparar los tejidos.
2. Los vendajes en flexión del dedo implicado combinados, en ocasiones, con una férula de extensión durante el día y ejercicios de flexoextensión que deberá aprender el propio paciente.
3. Masaje en las cicatrices.
4. Tracciones articulares (decoaptación) (Fig. 3-65).

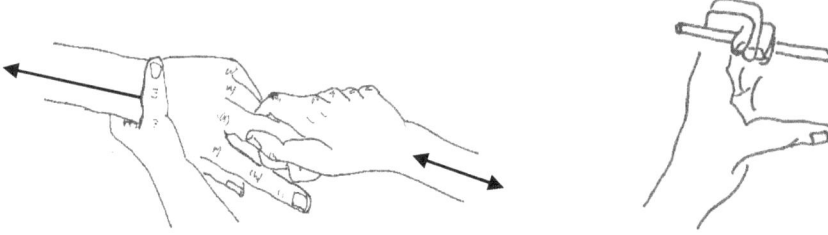

Fig. 3.65 Decoaptación   **Fig. 3.66** Ejercicio de garra

5. Inmersiones en hielo al final de tratamiento o bajo prescripción facultativa.
6. Ejercicios de pinza.
7. Ejercicios de garra. Tirar de una cuerda. Engancharse de un palo cada vez más fino. (Fig. 3-66).
8. Ejercicios de prensión. Actividades en el departamento de terapia ocupacional con trabajos de carpintería con serrucho o segueta. En el domicilio, coger objetos con asas y mangos.

9. Hay que indicar al paciente que se una el dedo a su contiguo con un esparadrapo. para favorecer su función en las tareas cotidianas.
10. Ejercitar la separación de los dedos cogiendo objetos, haciendo pinza lateral y sin intervención del pulgar (Fig. 3-67).

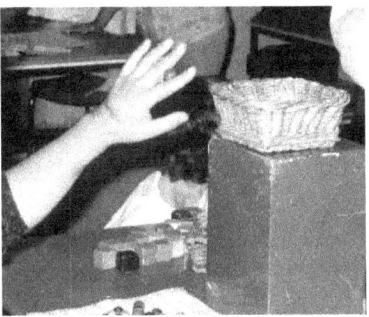

Fig. 3.67 Pinza laterolateral, Mano inflamada

11. Trabajar la flexión del pulgar sujetando al dedo con un tope, lo que le obliga a flexionar de forma activa y selectiva la articulación interfalángica (Fig.3-68)

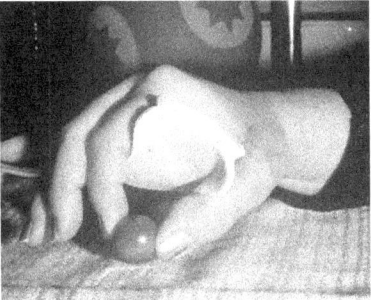

Fig.3.68 Pinza selectiva del pulgar

Un dedo en extensión permanente resulta un estorbo, mientras que en flexión puede ser funcional; por tanto, y bajo este criterio, se trabajará la flexión de forma prioritaria pero sin abandonar la extensión.

3.11.4 Lesiones del pulgar

El tratamiento de los movimientos del pulgar requiere una gran atención por ser el que posee el mayor grado de movilidad, con la facultad de poder oponerse a todos los demás y agrandar la mano (como ya se ha explicado) para coger objetos grandes y esféricos. Hay que poner especial atención a su falange distal que, a menudo, olvida la flexión y, por lo tanto, la pinza correcta término-terminal (como se percibe en la figura 3.68 pero sin poner ningún tope), El sujeto entonces emplea la base de la falange para hacer la pinza, lo que provoca la extensión forzada de ésta falange con disminución de la fuerza del flexor largo y apraxia para la pinza normal; todo esto desemboca en la aducción del dedo con disminución del primer espacio interdigital.

Por lo demás, el tratamiento seguirá los mismos principios que para los otros dedos.

1. Iniciar el tratamiento tratando de alcanzar el borde radial del índice hasta realizar la pinza lateral (Fig. 3-69)

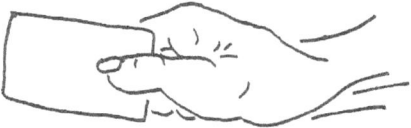

Fig. 3.69 Pinza laterolateral

2. Cuando se presenta en abducción con probable inclinación radial de la muñeca, la movilización pasiva se hará primeramente a través del movimiento de inclinación de la muñeca, fijando el dedo y realizando una ligera inclinación cubital, con el fin de ir alargando de manera progresiva los elementos músculo-tendinosos que mantienen el dedo en la posición de abducción (Fig. 3-70 A).

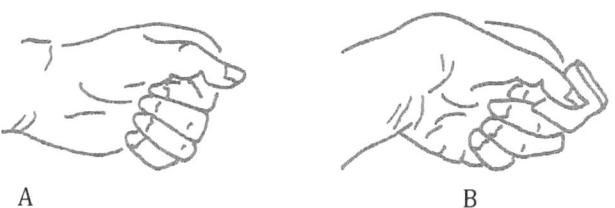

A   B

Fig. 3.70 A y B Inclinación cubital progresiva

3. Progresivamente, el sujeto hará inclinación cubital manteniendo un objeto entre el pulgar y los demás dedos, y se irá disminuyendo su volumen hasta lograr la pinza lateral (coger un trozo de papel) con inclinación cubital. La

posición de alargamiento máximo se obtendrá cuando el pulgar pueda colocarse en oposición asociada a una inclinación cubital (Fig 3-70 B)

4. Vendaje con oposición forzada del pulgar (Fig. 3-71)

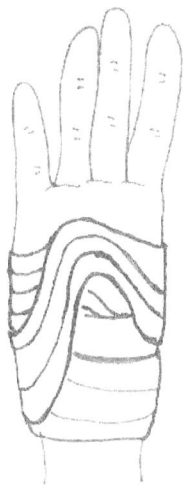

Fig. 3.71 Vendaje en oposición y flexión del pulgar

5. En el pulgar, además de la oposición, tiene especial interés, y se debe conseguir, la rotación cuando se opone a los otros dedos. Para ello debe realizarse un tratamiento como, se describe en el apartado de la rizartrosis, haciendo tracciones en sentido longitudinal con giros.

6. En la recuperación funcional de la oposición, deberán introducirse las pinzas con todos los dedos (Fig. 3-72 A), para ello se debe empezar con objetos no demasiado pequeños variando progresivamente el tamaño en sesiones sucesivas hasta logar atrapar un alfiler como último ejercicio (a veces en una misma sesión se puede cambiar el tamaño de los objetos) de esta forma se va obteniendo también la rotación axial. Cuanto menor es el objeto más rotación se obtiene

7. Cuando el pulgar se presenta en aducción, es necesario ir ampliando el espacio interdigital hasta alcanzar su apertura máxima, que deberá ser equivalente a la apertura que alcance el de la otra mano. Para ello, la primera medida a realizar será proveerle de una férula de separación en forma de T (ya descrita), que se irá modificando a medida que vaya ampliándose el espacio interdigital.

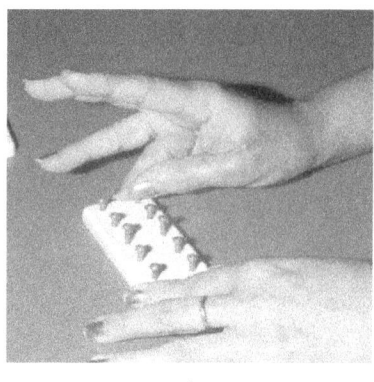
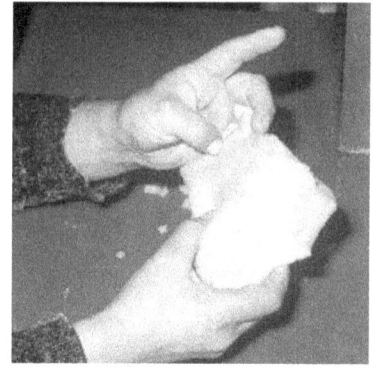

A   B

Fig. 3.72 A) Pinza con el meñique   **Fig. 3.72** B) Potenciación de la pinza

8. En los ejercicios activos debe cogerse objetos cada vez más grandes, poniendo especial atención en no realizar un movimiento de hiperextensión en la articulación **MCF** o en la interfalángica.

9. Trabajar la flexión del pulgar sujetando el dedo con una férula en T o con un tope como en la figura 3-68, lo que le obliga a flexionar de forma activa y selectiva la articulación interfalángica.

Nota: Todos los ejercicios descritos en el apartado de la rizartrosis son adecuados para el tratamiento selectivo del pulgar.

La pinza

Las distintas clases de pinza implican siempre al pulgar y a alguno o a todos los demás dedos.

Una vez lograda la pinza hay que potenciarla: cuando se desea obtener la pinza con cierta resistencia se emplea la plastilina (en primer lugar muy aplanada para que ofrezca poca resistencia y, posteriormente, en forma de bola), y la gomaespuma. Esta última ofrece una mayor resistencia y, además, se puede encontrar con varias tensiones. Hay que tener en cuenta que arrancar un trozo muy pequeño ofrece menos resistencia que un trozo mayor. Si se desea obtener un buen ejercicio, el paciente deberá arrancar (sin utilizar las uñas, ni la pinza lateral), el trozo correspondiente empleando su máxima potencia (Fig. 3-72 B).

Sin embargo, el ejercicio difiere si va a trabajarse el pulgar o los otros dedos. Para trabajar el pulgar, la tracción en el momento de arrancar el trozo, se hará con dirección hacia el frente del sujeto, mientras que si es otro dedo el que se ha de trabajar, deberá hacerse la tracción hacia sí mismo. Y si se desea trabajar ambos dedos con la misma potencia se traccionará hacia la derecha cuando sea ésta la mano implicada, o hacia la izquierda en caso contrario.

3.12 Tratamiento de la sensibilidad

Después de una lesión traumática o quirúrgica la sensibilidad en la mano puede verse alterada por distintas causas:

1. Por el tiempo de inmovilización en el transcurso del cual no recibe ni roces ni choques. La piel se renueva y esta nueva piel es más sensible, ya que no posee el mismo grosor que la antigua.
2. A causa de la erosión o cortes en la piel con una interrupción de las terminaciones nerviosas.
3. Por lesiones en las raíces nerviosas (en lesiones del carpo).
4. En otros casos por fracturas o luxaciones en niveles más altos, cervicales, humerales o del codo.

La alteración sensitiva se traduce en la percepción de distintas sensaciones subjetivas:

1. Rechazo a los contactos, debido a un aumento de la sensibilidad (hiperestesia).
2. Incoordinación e ignorancia de la zona o del segmento debido a una disminución de la sensibilidad superficial (hipoestesia).
3. Molestias como hormigueo (disestesias) y/o acorchamiento.
4. Dolor espontáneo o provocado por el contacto

La alteración de la sensibilidad limita la actividad motora de la mano sobre todo en el movimiento complejo.

Tratamiento

En lesiones en las que hay interrupción de las terminaciones nerviosas la regeneración de los mecanorreceptores es imperfecta y el mensaje no puede ser traducido. La zona de mayor sensibilidad se encuentra en los pulpejos de los dedos, por lo que las heridas en esta zona pueden alterar enormemente el reconocimiento de las sensaciones. Con el entrenamiento, el sujeto puede aprender a descodificar los mensajes que su cerebro recibe de forma alterada.

La reeducación de la sensibilidad pretende realizar estímulos en los mecaorreceptores para que el mensaje sea inteligible ya que, cuando hay una alteración de la sensibilidad, resulta ininteligible en los centros por la modificacion de sus estructuras.

Cuando la lesión se circunscribe al territorio de la mano, el tratamiento incluirá distintas clases de roces, presiones, golpes suaves y cachetes, con distintos elementos como arena, cepillos, pelotas y tejidos, además de la manipulación de distintos objetos con bordes pronunciados y aristas.

En presencia de una hiperestesia es necesario, en primer lugar, habituar al paciente al contacto cutáneo de desensibilización con un bombardeo de estímulos (arena). Teniendo en cuenta que la mano recibe golpes y presiones de forma continua, el sujeto tenderá a protegérsela evitando cualquier contacto lo que provocará una mayor sensibilidad desagradable.

En la hipoestesia, la primera fase del entrenamiento se realiza con control visual y con las dos manos al mismo tiempo, de forma que puedan compararse las sensaciones percibidas con la mano sana.

En una segunda fase los ejercicios se realizarán sólo con la mano afectada y también con el control visual.

En tercer lugar, los ejercicios se realizarán sin control visual. En este momento se indicará, como tratamiento, la búsqueda de objetos con aristas introducidos en la arena, para posteriormente introducir en una bolsa objetos distintos que el sujetó tendrá que encontrarlos a requerimiento del terapeuta seleccionando una determinada característica.

Así pues, todos los ejercicios pasarán por las mismas fases, teniendo en cuenta la importancia que tiene la integración de la percepción visual con la experiencia táctil.

1. Entrenamiento con ojos abiertos y comparación de las sensaciones con la otra mano.
2. Ejercicio con control visual pero sólo con la mano afectada.
3. Ejercicios de búsqueda y reconocimiento sin control visual.

3.12.1 Ejercicios para el tacto grosero

1. De estimulación con arena gruesa (moverla, manosearla). Si se introducen conchas, se podrá aumentar el estímulo.
2. Mover bolas de madera en una bolsa.
3. Separación de objetos en la arena.
4. Buscar conchas en la arena sin control visual.
5. Percepción de formas (letras, números objetos), grandes
6. Discriminación de texturas muy diferentes (lijas, tejidos etcétera), sin control visual.

El tacto grosero es el primero en aparecer, sin embargo, el tacto fino tardará más tiempo en normalizarse.

3.12.2 Ejercicios para adiestrar el tacto fino sin control visual

Para que los ejercicios de discriminación sean eficaces es necesario haber recuperado ya el tacto grosero en los pulpejos de los dedos.

1. Distinguir ciertas texturas muy parecidas (con series de lijas, tejidos, madera, papel, cuentas pequeñas, hilos) (Fig. 3-73).

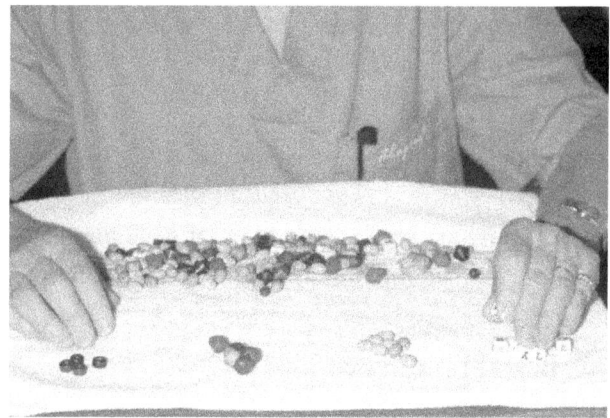

Fig. 3.73 Reconocer al tacto objetos de formas diferentes.

2. Reconocer un dibujo geométrico en relieve.
3. Seguir un laberinto en relieve.
4. El terapeuta puede hacer realizar al paciente ejercicios de localización de manera estática o dinámica con algún objeto romo.

> *Conviene diferenciar los ejercicios para la reeducación de la sensibilidad, de los empleados para evaluarla, no debiendo usarse ni los mismos objetos, ni los mismos estímulos. El terapeuta debe conocer que test va a emplearse en la evaluación para no utilizar los mismos objetos.*

Hay que tener en cuenta que el entrenamiento de la sensibilidad puede ser largo y resultar tedioso, por lo que el terapeuta debe saber motivar al paciente, ya que una buena motivación conduce a desarrollar los principios del aprendizaje como son: la atención, la retrorregulación, la memoria y el refuerzo.

3.13 Alteraciones en el hombro y en el codo

En las lesiones de las manos, los movimientos del hombro y del codo, pueden verse a menudo restringidos debido al hecho de haber llevado un cabestrillo de sujeción, a la actitud de protección que adquiere el sujeto o a una complicación simpático-refleja que puede surgir en los traumatismos de las manos. Esto le conduce a adquirir una postura rígida con el brazo en aducción, el codo en flexión y el antebrazo probablemente en la posición intermedia de pronosupinación, *"brazo de muñeco"*, olvidándose del uso de la mano. Aunque posea algunos movimientos libres que le permitan alguna tarea, el miedo y el sentimiento de protección le inducen a olvidar los esquemas motores de su uso. (Esto ocurre sobre todo en las personas de más edad).

A medida que la mano mejora y empieza el uso funcional en las AVD, el movimiento del brazo también lo hace, para ello el terapeuta debe hacer trabajar la mano implicando en la actividad los distintos movimientos del complejo escapulohumeral y de las articulaciones del codo y de la muñeca. Sin embargo, a menudo los codos se encuentran muy limitados y con acortamientos fibromusculares importantes que requieren movilización y estiramientos de las estructuras acortadas y que el terapeuta debe tratar de forma muy específica. En ambos casos es preciso no limitarse al tratamiento específico de la mano, sino también de las alteraciones que se observen a distintos niveles del miembro.

3.13.1 Ejercicios para la movilidad del codo y de la muñeca

Para facilitar los ejercicios se procederá primeramente a realizar un tratamiento con parafina. Y posteriormente a realizar ejercicios de estiramiento. A continuación se exponen una serie de ejercicios realizados con esta finalidad:

1. El codo sobre una pelota. Para obtener la extensión de codo, antepulsión de escápula y rotación externa del húmero (Fig. 3-74), se realizan movimientos hacia delante, hacia dentro y fuera de la línea media del cuerpo, rodando la pelota.

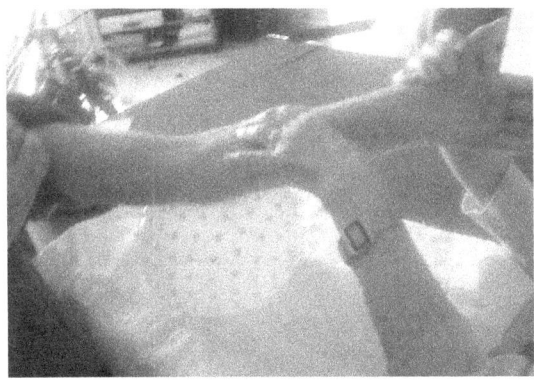

Fig. 3.74 Extensión del codo en supinación con rotación externa del húmero.

En esta misma posición el terapeuta hará estiramientos con maniobras de presión deslizada sobre el braquial anterior y el bíceps y manteniendo unos momentos el estiramiento conseguido, sin provocar dolor (Fig. 3-75 A) y sobre el pronador de proximal a distal (Fig. 3-75 B).

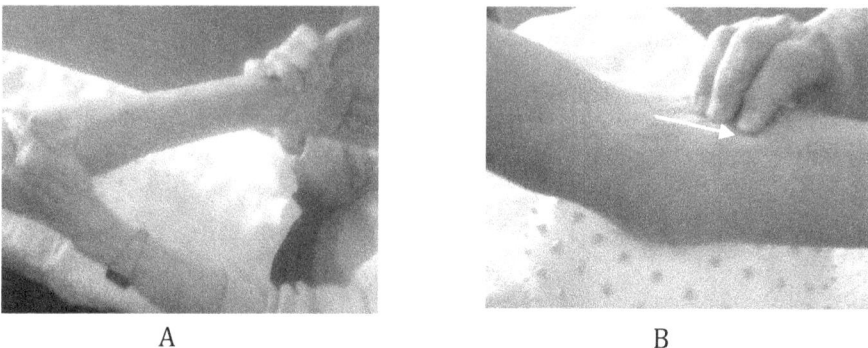

A						B

Fig. 3.75 Estiramientos musculares

El hecho de colocar el codo sobre una pelota es para tener un punto de apoyo que permita obtener una mayor amplitud de movimiento hasta su extensión total.

A veces, es necesario colocar una férula para mantener la extensión conseguida. Se moldeará, en un principio, en el ángulo que presente el codo del paciente y algún grado más de apertura que produzca tensión pero no dolor, en días sucesivos se irá abriendo hasta que se consiga la extensión total. Esta férula puede mantenerse solo por la noche. (Fig. 3-76).

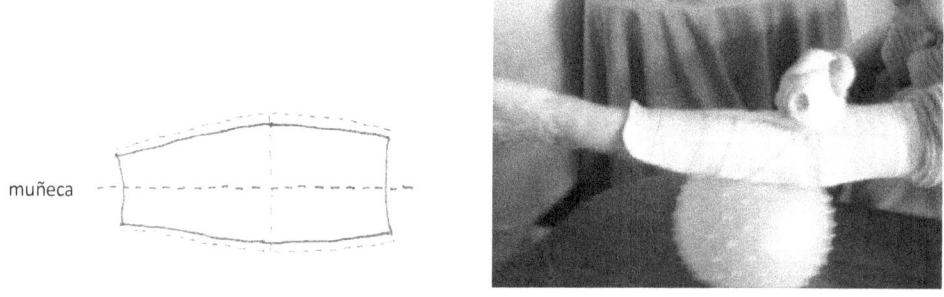

Fig. 3.76 Férula de extensión y patrón

3.13.2 Flexión forzada del codo

En los casos en que el codo tenga restringida también la flexión se deberá hacer estiramientos del tríceps de proximal a distal y posteriormente se procederá a hacer flexiones forzadas realizadas por el terapeuta y se podrá colocar un vendaje elástico fuerte durante 20 minutos (Fig. 3-77).

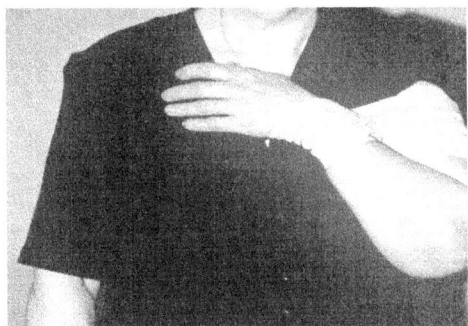

3.77 Vendaje para forzar la flexión

3.13.3 Pronosupinación

En las lesiones del cúbito y el radio la inmovilización del antebrazo se suele realizar en una posición intermedia de pronosupinación. La consecuencia de esta inmovilización es que el ligamento interóseo, que es una membrana resistente reforzada por fibras oblicuas superiores e inferiores, en esta posición está acortada, por lo que habrá dificultad para obtener tanto la pronación como la supinación en todo el arco de movimiento. Debe hacerse una breve evaluación que permita valorar la restricción de los movimientos.

Para evaluar la incapacidad de la supinación, se pide al paciente que se bese la palma de la mano en la zona ulnar sin que el codo pase hacia la línea media del tronco.

Para testar el movimiento de pronación, se pide al sujeto que ponga la mano plana sobre una mesa con el codo pegado al cuerpo (el paciente sentado). También se le puede pedir que se bese el dorso de la mano (Fig. 3-78)

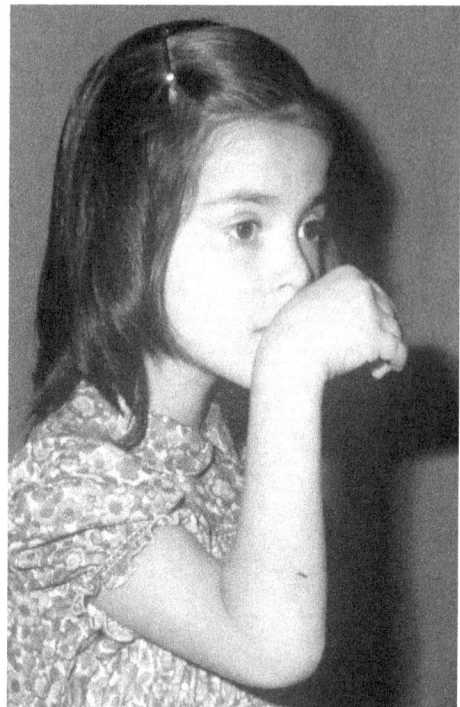

Fig. 3.78 Pronación limitada

Hay un porcentaje muy elevado de las actividades de la vida diaria que se realizan en pronación (limpiar el cristal de una ventana, comer etc.), o en posición intermedia de prono-supinación, en ocasiones con una gran estabilización y otras con movimientos muy regulados y de pequeña amplitud que permiten adecuar la mano a la actividad y al uso de los objetos empleados. Cuando este movimiento no es posible se realizan posiciones de sustitución en el hombro, colocando el codo en separación y un poco elevado

Si el terapeuta desea lograr una pronación real deberá vigilar al paciente cuando hace alguna tarea, para evitar esta suplencia. Sin embargo, esto estará permitido e incluso se fomentará cuando ocurra una lesión irreversible de la articulación del codo.

Cuando existe una incapacidad de pronosupinación crónica a nivel del codo se puede lograr una mayor amplitud de pronación aumentando el movimiento en las articulaciones radiocarpiana e intercarpiana, lo que resulta factible dando más elasticidad a los movimientos de la muñeca efectuando, el terapeuta, ejercicios específicos de prono-supinación con tracción forzada al final de la amplitud conseguida.

Ejercicios

En el domicilio pueden realizarse ejercicios de prono supinación con distintos objetos de uso corriente, por ejemplo, con un martillo, con una jarra, con una escoba, etc., teniendo en cuenta que cuanto mayor sea el brazo de palanca más tracción se ejerce.

1.   Colocar el codo sobre una pelota, el antebrazo vertical, y hacer el juego infantil de *"cinco lobitos"* El terapeuta debe forzar ligeramente al final de cada movimiento y mantener unos instantes la amplitud conseguida, tanto de pronación como de supinación.

2.   Con un martillo o con una botella agarrado por la parte más distal del mango.
Posición de partida. Sentado a una mesa de forma lateral con la muñeca fuera de ella, reposando sobre una almohadilla y el codo en flexión (Fig. 3-79 A, B). Cuidar, en todo momento, no despegar el antebrazo de la mesa.

Desarrollo del ejercicio, Empezar en pronación, a continuación hacer el giro para realizar la supinación, mantener unos segundos la supinación con el objeto bien agarrado regresando seguidamente a pronación.

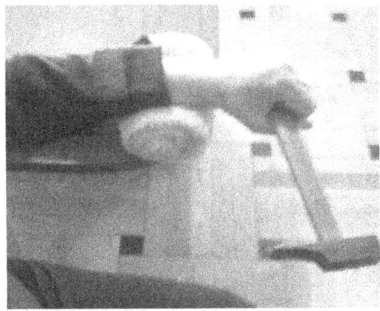 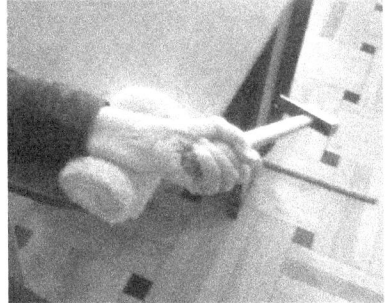

A)

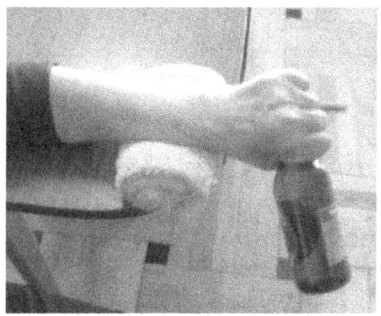 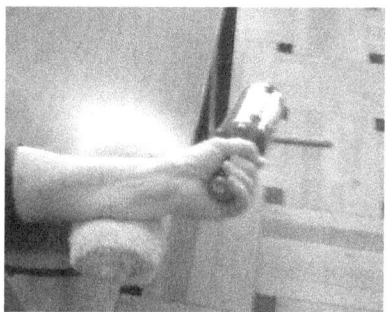

B

Fig. 3.79 A) B) Ejercicios de prono-supinación

3.   Con una jarra de cristal o de loza: trasvasar agua de un balde a otro, llenando la jarra en pronación y vertiéndola en supinación y viceversa. Cuidando de no despegar el codo del tronco.

4.   De pie con un palo (puede ser una escoba), Con el codo pegado en flexión y pegado al cuerpo, cogiendo el palo de tal forma que el brazo mayor del palo sobresalga por el pulgar para forzar la supinación, o por el meñique para forzar la pronación. Si se desea obtener ambas por igual amplitud, se cogerá el mango por el centro del palo equilibrando el peso (Fig. 3-80)

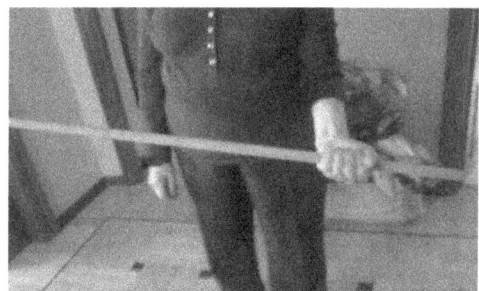 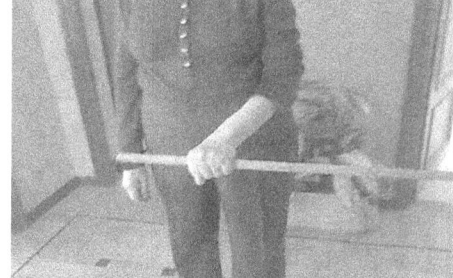

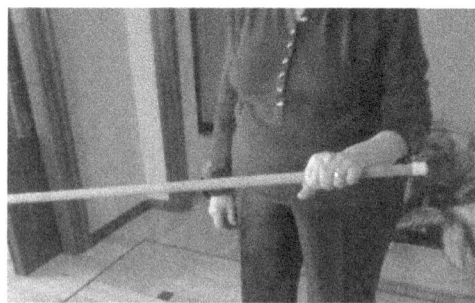 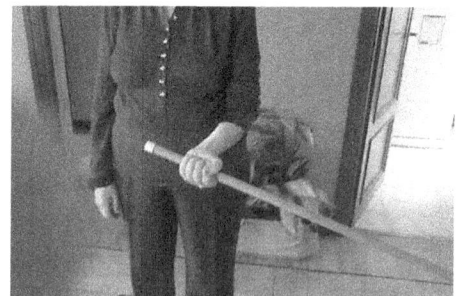

Fig. 3.80 Ejercicio para la pronosupinación con un palo

Es conveniente visualizar el movimiento que realiza el cúbito y el radio, no el de la mano, ya que ésta puede hacer suplencias en las articulaciones radiocarpianas e intercarpiana y ampliar el recorrido de pronación o de supinación de manera errónea.

Es muy importante concienciar al sujeto para que realice todas las tareas ocupacionales que precisen utilizar ambas manos, evitando las suplencias, con el objetivo de reprogramar el esquema corporal del miembro que ha estado inmovilizado.

3.3.4. Movilización del hombro

La articulación del hombro debe ser movilizada de forma selectiva en todas sus amplitudes. Si es necesario, el terapeuta deberá realizar estiramientos del dorsal ancho y del pectoral mayor para conseguir la elevación total del brazo. También habrá que tener en cuenta la movilidad de la escápula para realizar la báscula del ángulo inferior.

1. Trasladar un palo por detrás del tronco y por encima de la cabeza (Fig. 3-81). No se debe hacer una extensión de la cabeza pero si se debe hacer la extensión del tronco.

Fig. 3.81 Elevación total y retropulsión del miembro

2. Partiendo de la posición básica de sedestación, con los codos apoyados en la mesa; en un primer tiempo, incurvar el tronco sobre la mesa deslizando las manos hacia delante de forma progresiva, procurando que los codos se mantengan en extensión. Ir aumentando la inclinación del tronco hasta donde permita el dolor del hombro y hasta que la frente toque el borde de la mesa; en un segundo tiempo, juntar las manos, bloquear los codos y los hombros y enderezar el tronco dirigiendo las manos hacia el techo. Este ejercicio además moviliza la escápula y la columna (Fig. 3-82). Se observará que el miembro ha realizado la elevación total contactando la oreja con el antebrazo.

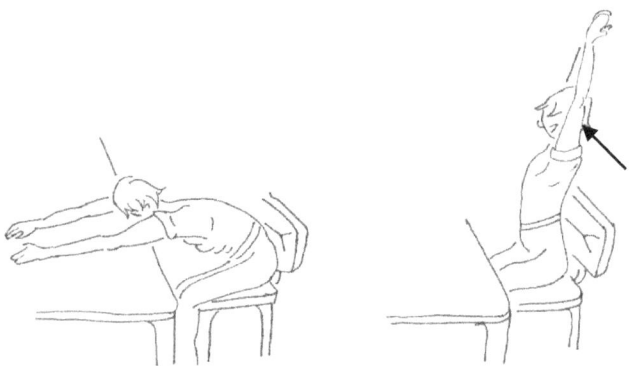

Fig. 3.82 Elevación total con los codos en extensión

3. Lanzar una pelota a la pared, desde el hombro, con la mano en pronación.
4. Mantener los brazos en elevación apoyados durante 15 minutos, guardando la simetría en el tronco. En un principio, se elevarán hasta donde permita el dolor y, en días sucesivos, se irá ampliando la elevación (Fig. 3-83).

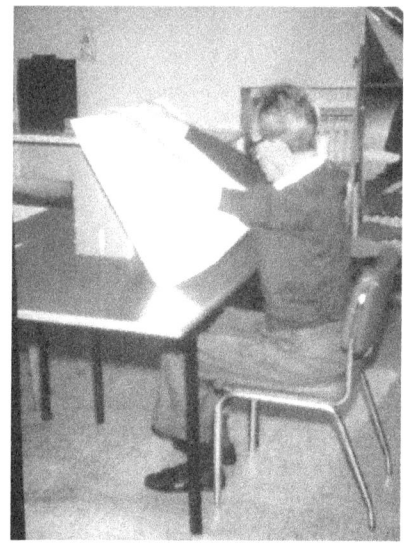

Fig. 3.83 Tratamiento postural para ampliar la elevación del brazo

4. ECONOMIA ARTICULAR

GENERALIDADES

TRANSFORMACIÓN DE LOS MOVIMIENTOS DE MANIPULACIÓN

GESTOS DE COMPENSACIÓN

AYUDAS TÉCNICAS

Generalidades

En la artritis reumatoide la inflamación, la debilidad muscular y la inestabilidad articular pueden llevar a que algunas tareas cotidianas resulten muy perjudiciales, tareas que, no obstante, deben seguir realizándose. Esto puede conducir, sin embargo, a una alteración de las costumbres, del trabajo, e incluso llegar a causar una alteración psíquica en forma de depresión en la persona afectada.

A menudo ocurre que, cuando en la ejecución de las actividades de la vida diaria (AVD) se produce dolor, se modifican los movimientos y se adquieren posturas antiálgicas nocivas; poco a poco estas posturas, incluso las de reposo, se transforman, con lo que se adquieren automatismos posturales que agravarán la patología articular local.

En otras ocasiones el individuo, con el uso de instrumentos, lleva a cabo agarres que, mantenidos durante un tiempo prolongado, pueden originar desequilibrios de los elementos de contención de una articulación determinada, lo que provocará su luxación.

Las posturas incontroladas que se adquieren al dormir pueden ser también causa de alteraciones articulares y dar lugar a síntomas subjetivos y objetivos.

La intervención terapéutica del terapeuta ocupacional, en estos casos es instruir al paciente en el manejo de los utensilios que emplea en su vida cotidiana, en los que utiliza en su tiempo de ocio o en su trabajo.

4.1 Transformación de los movimientos de manipulación.

Cada individuo posee intereses distintos, por lo que no puede realizarse una descripción detallada de las modificaciones a llevar a cabo. El terapeuta y el paciente investigarán qué articulaciones pueden agravar el dolor o la deformidad debido a las posiciones adoptadas y, de esta forma, el profesional, haciendo uso de las técnicas propias en el campo de la terapia ocupacional, deberá diseñar y utilizar estrategias sobre los movimientos compensatorios que tengan como efecto la realización de las tareas sin sobrecarga articular, bien introduciendo alguna ayuda técnica o bien modificando la postura de manipulación o enseñando posturas antiálgicas, que alivien y que no agraven el cuadro patológico que presenta el paciente (Fig. 4-1 A, B, C).

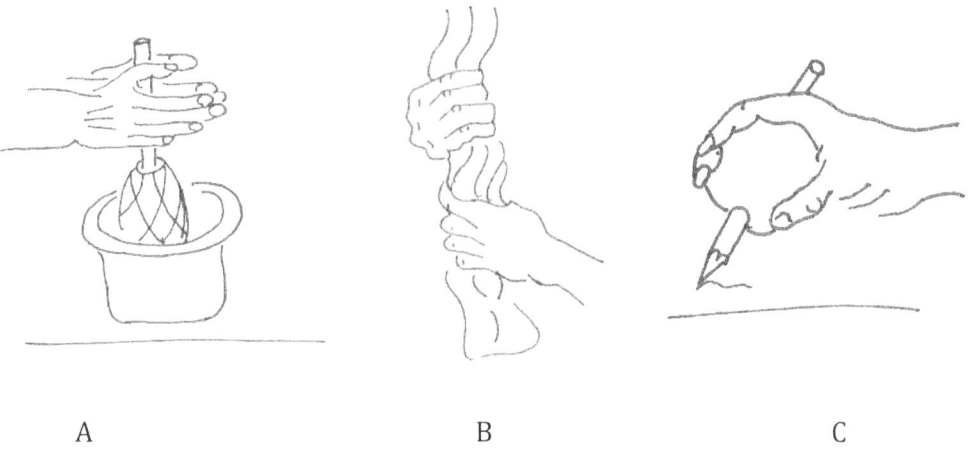

A B C

Fig. 4.1 Modificación de los movimientos, A) al batir huevos, B) al retorcer una bayeta y C) ayuda técnica para escribir.

4.2 Gestos de compensación

A continuación se explican alguna de estas modificaciones que pueden adoptarse tomando como base el concepto de "economía articular".

4.2.1 En las tendencias a la flexión palmar de la muñeca (mano caída)

Deben evitarse las posturas de reposo nocivas que colocan la mano péndula con la muñeca en flexión, como son; cruzarse de brazos, no apoyar la mano, apoyar las manos abandonadas por el dorso sobre el regazo o andar con los codos flexionados, así como tener las manos sin apoyo y colgando (Fig. 4-2 A y B)-

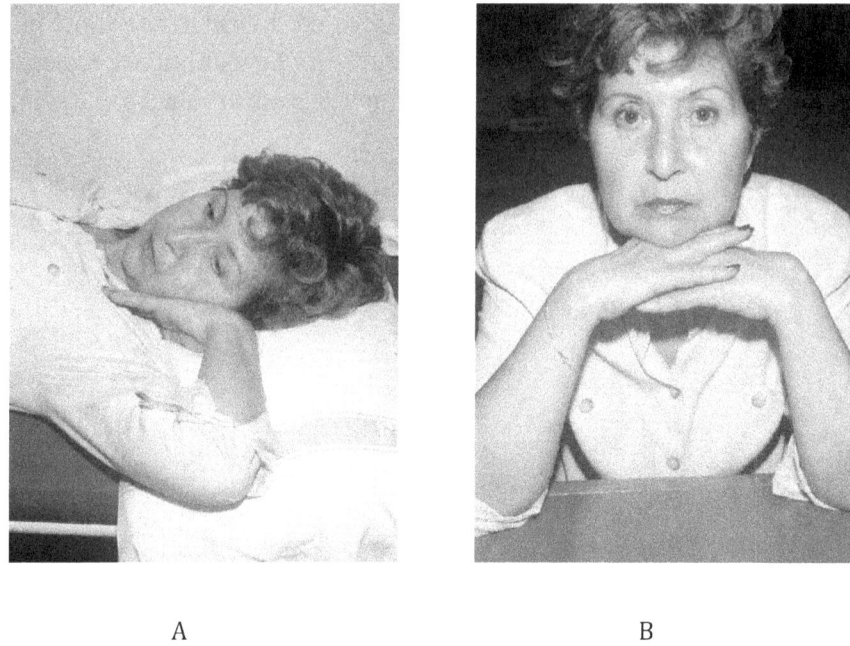

A   B

Fig. 4.2 Posturas de reposo nocivas

4.2.2. En el caso en que los dedos tiendan a colocarse en desviación cubital (dedos "en ráfaga")

Existen dos factores importantes que favorecen y agravan esta desviación al llevar a cabo las AVD. Uno de ellos son los movimientos de inclinación radial o cubital de la muñeca al mantener un objeto en la mano, como ocurre cuando se manipula los utensilios de la cocina o al planchar. Otro factor es el componente de desviación cubital que ejercen los flexores sobre la primera falange cuando cogen objetos pequeños con el índice y el pulgar.

1. En el primer caso se utilizará la férula de estabilización de la muñeca para evitar las inclinaciones de ésta en posición de dorsiflexión funcional.

2. En el segundo caso se puede neutralizar el componente de desviación cubital del flexor del índice usando la férula en "T" para el pulgar, ya que ésta, al frenar la aproximación del pulgar hacia el índice obliga a trabajar al primer interóseo dorsal para aproximar el índice al pulgar (Fig. 4-3).

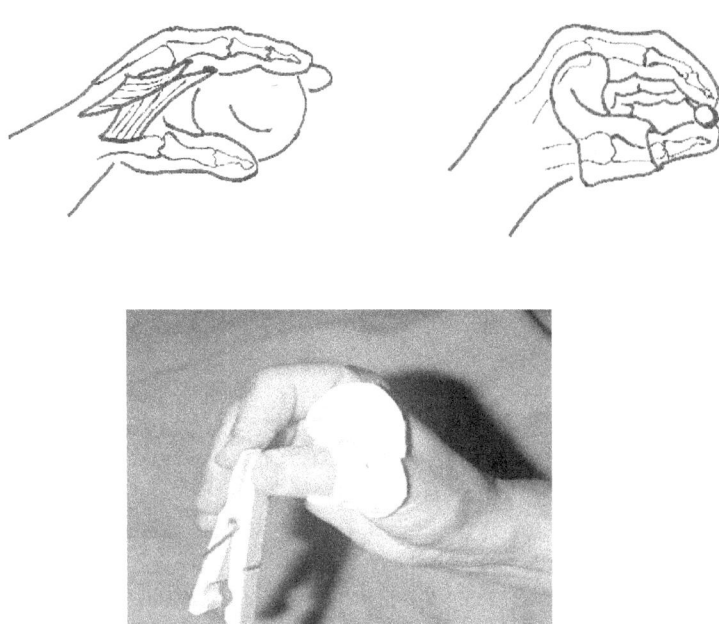

Fig. 4.3 Actuación del primer interóseo dorsal al manipular diferentes objetos con una férula funcional apropiada.

5. Uso de una férula de reposo nocturna con contención del dedo índice (Fig. 4-4).

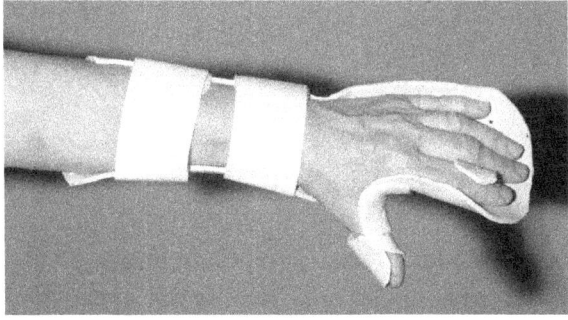

Fig. 4.4 Férula de reposo con contención del índice

4. Modificación en la manipulación evitando que el pulgar empuje al índice hacia el borde cubital (para prevenir la desviación cubital). Para ello se enseñará al sujeto a usar las pinzas laterales entre el índice y el dedo corazón al realizar algunas tareas (Fig. 4-5 A-B).

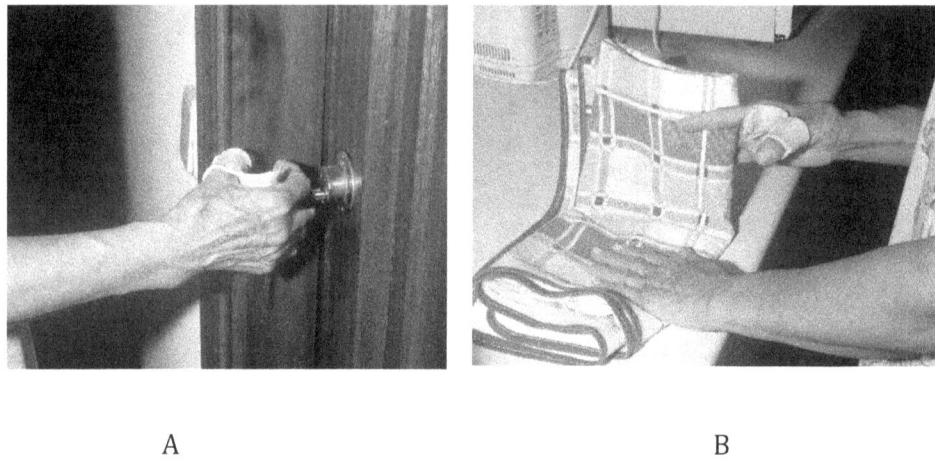

A   B

Fig. 4.5 A y B Modificación de la manipulación

5. Posturas de reposo (Fig. 4-6). Los dedos cuarto y quinto no deben quedar flexionados debajo de la palma de la mano. La mano en reposo debe permanecer con los dedos en semiextensión y apoyados todos en el plano de descanso.

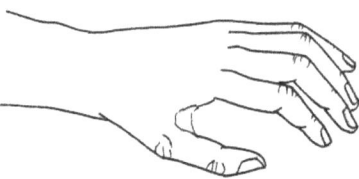

Fig. 4.6 Mano en reposo

6. Emplear ambas manos contactando las palmas al coger los vasos o los tazones, o poner una mano debajo de los fondos al coger objetos grande, para repartir las fuerzas ejercidas.

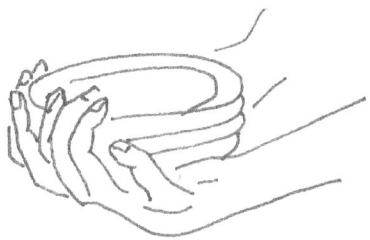

Fig. 4.7 Traslado de objetos pesados con protección de las muñecas y los dedos.

7. Ayudarse de los antebrazos para trasladar objetos pesados (Fig.4-7).

8. Apoyar siempre el libro de lectura sobre la mesa, sobre un atril o sobre un cojín en el regazo. Si se mantiene en las manos, colocar una mano detrás del libro y otra delante o cogerlo con la pinza lateral del índice y del dedo corazón de ambas manos (Fig. 4-8).

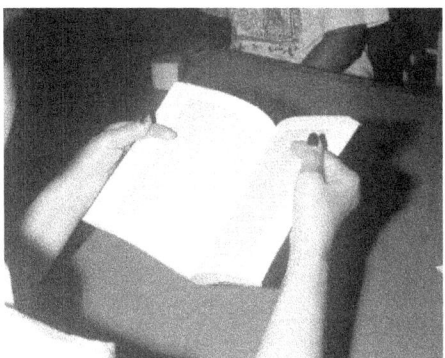

Fig. 4.8 Mantener un libro apoyado y con las pinzas laterales

4.2.3 En el caso de rizartrosis del pulgar

El uso del pulgar debe modificarse en la manipulación de los objetos evitando el estrechamiento del primer espacio interdigital o dejando el pulgar en reposo.

1. Emplear las pinzas laterales del índice y del dedo corazón (Fig. 4-8)
2. Utilizar la prensión de los dedos con la zona palmar.
3. Usar la férula funcional en "T" para actividades como coser o hacer punto, y en todas aquellas actividades en las que su utilización no impida que se realicen, como serían emplear agua. (Fig. 4-9 A y B).

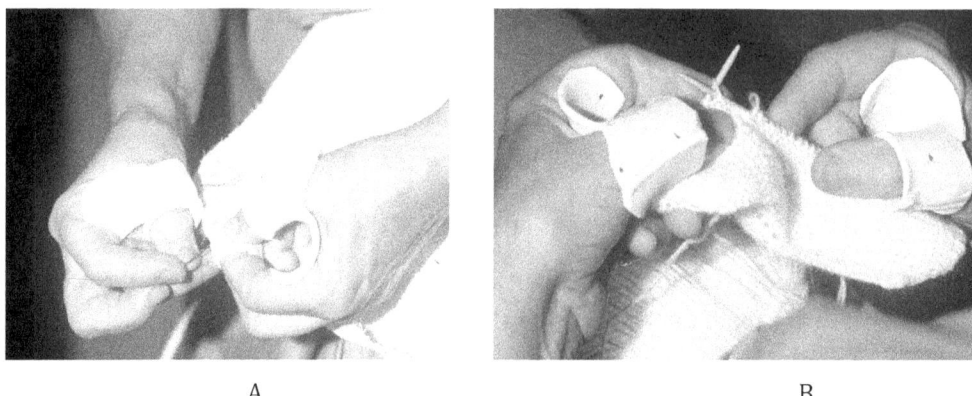

A   B

Fig. 4.9 A., B Uso de la férula en T para distintas tareas

4. Evitar las posturas de reposo nocivas, como mantener el pulgar dentro de la mano, agarrado con los otros dedos.

4.2.4 En el síndrome del túnel carpiano

Debe utilizarse una férula de reposo nocturna en posición intermedia de flexoextensión de la muñeca (ya descrita en el capítulo 3) o diurna para las actividades que permitan la manipulación.

Las posturas a evitar son todas las que originen una flexión o una extensión forzada de la muñeca; apoyarse con las palmas de la mano, cruzarse de brazos, etc. (Fig. 4-10).

Las posturas de reposo deben ser siempre en posición neutra de dorsiflexión de la muñeca.

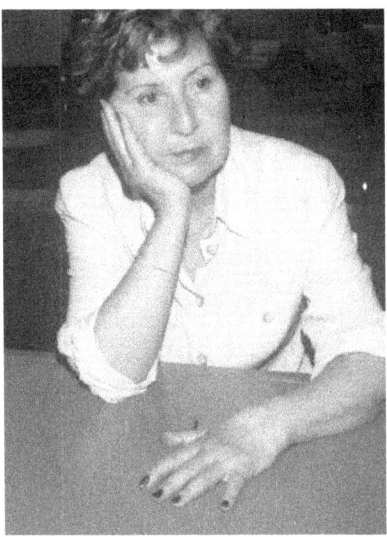

Fig. 4.10 Postura nociva

4.2.5 Dedo en "ojal"

Debe utilizarse una férula de extensión forzada, sobre todo para dormir y en algunas actividades realizadas durante el día que lo permitan (ya descritas en los capítulos 3 y 5).

4.2.6 Dedo en "cuello, de cisne"

Se utiliza una férula para evitar la hiperextensión de la articulación IFP en las actividades cotidianas y para dormir (descrita en los capítulos 3 y 5).

4.3 Ayudas técnicas

Además de las férulas de prevención, cuando existe una gran incapacidad, es preciso utilizar artilugios específicos o modificar los objetos y herramientas que precise el sujeto para uso diario y personal sin sobrecargar las articulaciones. Estas modificaciones pueden ser las siguientes:

1. Aumentar el grosor de los mangos o modificar su orientación en algunos utensilios.

2. Utilizar adaptaciones especiales para abrir los grifos o utilizar las llaves.

3. Emplear aparatos eléctricos para abrir botes y tarros.

4. Utilizar pelapatatas de mangos anchos en lugar de cuchillos.

5. Cambiar los botones por cintas adhesivas o emplear un artilugio especial con mango. Poner una argolla en las cremalleras.

6. Utilizar pinzas de la ropa sin resorte o adaptarlas, etc. (Fig. 4-11)[3]

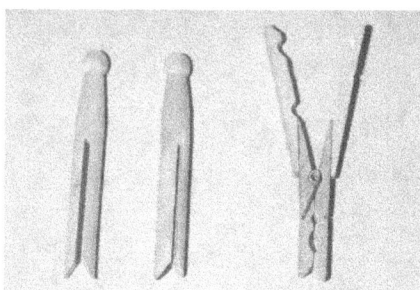

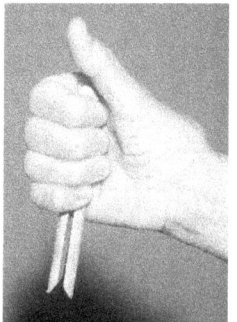 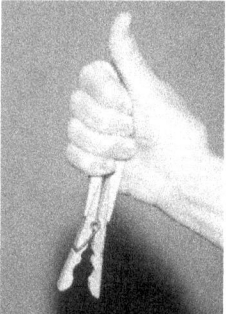

Fig. 4.11 Pinzas adaptadas y modificación del agarre

El mejor medio para prevenir las deformaciones como las de la figura 4.12 es realizar un tratamiento preventivo lo más rápidamente posible y explicar al sujeto el riesgo que corren sus manos de adquirir deformaciones irreversibles si abandona el autotratamiento y la vigilancia, y no emplea los movimientos de compensación y las ayudas técnicas que se le indiquen. Ver la diferencia con una mano tratada (Fig. 4.13). En ambas se aprecia la atrofia de los interoseos dorsales.[4]

---

[3] En el mercado especializado en Rehabilitación existen ya artilugios adecuados a este tipo de deformaciones. El terapeuta ocupacional podrá indicar al paciente los más idóneos para cada caso.

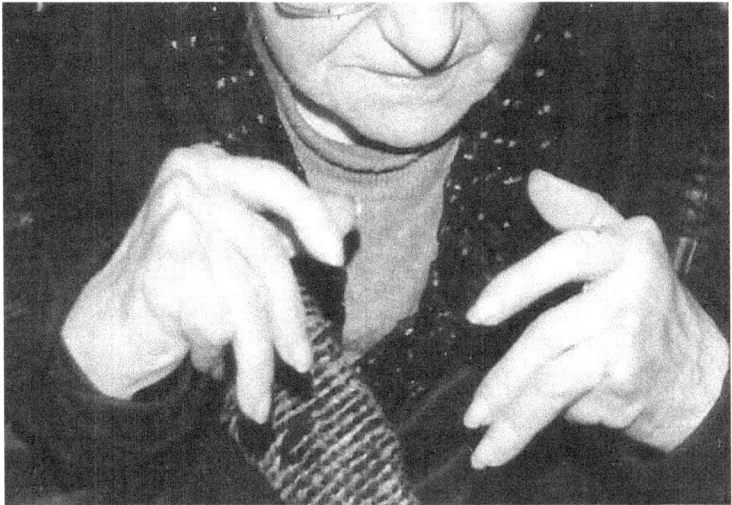

Fig. 4.12 Manos con artritis reumatoide. Sin tratamiento preventivo, con luxaciones.

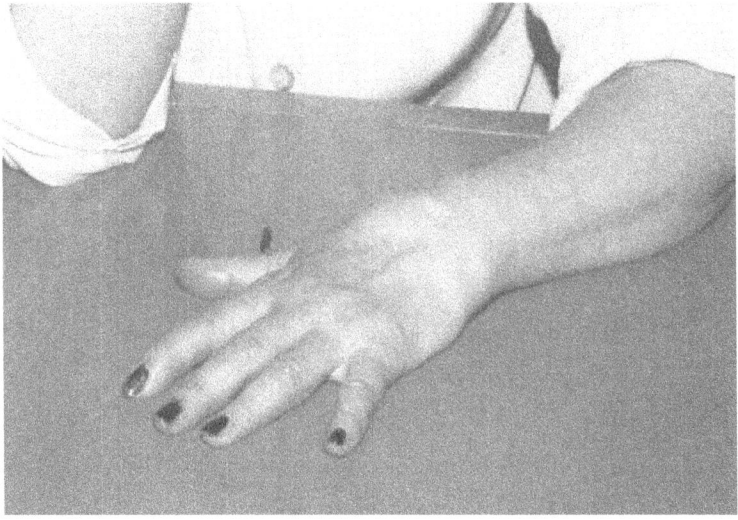

Fig. 4.13 Mano tratada desde hace 11 años, sin luxaciones

---

[4] La CEAPAT (Centro Estatal de Autonomía Personal y Ayudas Técnicas del INSERSO) posee un amplio catálogo y terapeutas especializados que pueden ayudar a las personas con incapacidades reumáticas. El catálogo de Nottingham Rehabilitación y el de Smith and Nephew de ayudas técnicas para rehabilitación, entre otros, son también una gran fuente de ideas.

5. FERULAS MAS USUALES

GENERALIDADES

FÉRULA DE REPOSO PARA ARTRITIS REUMATOIDE

FÉRULA BÁSICA FUNCIONAL

FÉRULA DE REPOSO PARA EL PULGAR

FÉRULA FUNCIONAL PARA ARTRITIS REUMATOIDE CON DESVIACIÓN CUBITAL DE LOS DEDOS

FÉRULA DE TRACCIÓN PARA EL TRATAMIENTO DE LA ENFERMEDAD DE DUPUYTREN.

FÉRULA EN T PARA LAS ALTERACIONES DEL PULGAR

FÉRULA EN OJAL PARA LOS DEDOS

FÉRULA EN TUBO CORTA/ FERULA EN TUBO LARGA

FÉRULA EN ESPIRAL

FÉRULA PARA LA SEPARACIÓN DE LOS DEDOS

FÉRULA DORSAL BASICA

GENERALIDADES

En el ámbito de la terapia ocupacional, se realizan algunas férulas de manera individual moldeándolas en el propio paciente. Las férulas que se describen en este capítulo se realizan con material termoplastico que puede ser moldeado a baja temperatura. Para ello es preciso hacer previamente un patrón, diferente para cada patología, tomando la mano del paciente como modelo. En el caso de dolor excesivo puede emplearse la mano de otra persona de características semejantes, imitando la deformación y corrigiéndola según convenga.

El patrón se lleva a cabo colocando la mano del sujeto sobre un papel en el que se dibujarán los contornos con un lápiz situado perpendicularmente al papel, a continuación se le da la anchura suficiente en las zonas que lo requieran y se confecciona el patrón conforme a lo descrito en cada una de las férulas.

La posición idónea para moldear la férula es colocando el codo apoyado en una mesa y la mano en posición de supinación (para que ayude la gravedad a mantenerse sobre la mano); el terapeuta se debe colocar del lado de la mano implicada para que el acceso a la mano resulte fácil. En las férulas grandes, la piel debe protegerse para que no moleste el calor del material con un vendaje tubular de algodón o envolviendo la zona a moldear con una venda.

El material termoplástico se calienta en agua a unos 80º entre 30 segundos y 1 minuto, dependiendo del tipo de material y de su grosor, a continuación se le da la forma adecuada, estirando o encogiendo las zonas correspondientes, se coloca y se fija con una venda un poco floja. Después de esto se moldea dándole la forma apropiada sobre el segmento y se esperan unos minutos a que se enfríe. Se retira todo y se prueba de nuevo para comprobar su perfecto ajuste.

Probablemente habrá que rectificar en alguna zona recortando o acoplando; por último se marcarán dónde se van a poner los medios de fijación cuidando de que no ejerzan presiones excesivas. A menudo, y sobre todo en manos inflamadas, no deben ponerse medios de sujeción, aunque deben sujetarse con una venda de crepé para repartir las presiones sin que se produzca una presión importante.

Las férulas que precisan su fijación en el antebrazo deben tener un largo adecuado, dependiendo de la forma de la férula y del objetivo a obtener. La fijación debe estar bien equilibrada según la zona, de forma que se repartan adecuadamente las fuerzas de apoyo. En las férulas que precisan elementos de fijación en el antebrazo y en la muñeca, se colocará una banda por detrás del pliegue de dorsiflexión y la otra variará con la longitud de la férula, por regla general se colocará a la altura de la mitad total restante.

La fijación puede llevarse a cabo con cintas autoadhesivas (tipo Vélcro, tejido de rizos o similares), aunque tienen el inconveniente, en un uso prolongado, de despegarse. Si se fijan con remaches, las férulas resultan más estables, sin embargo tienen el inconveniente de que pueden producir alergia por lo que sería conveniente aislar la parte metálica con esparadrapo o pintándolo con un esmalte; también se pueden colocar remaches plásticos.[5]

El modelo de férulas puede variar para una misma enfermedad tanto en cuanto a forma como en cuanto al material empleado. Esto dependerá de la creatividad y de los conocimientos del terapeuta ocupacional, que siempre debe tener en cuenta la arquitectura ósea, los elementos dañados, las fuerzas de tracción y los puntos de apoyo.

5.1. Férula de reposo para artritis reumatoide.

Esta férula coloca la mano y la muñeca en posición de reposo, sin ejercer ninguna tracción sobre los elementos blandos. La mano en reposo adquiere una forma en la que no existe ninguna tracción ni en los músculos ni en los ligamentos. La posición idónea sería con una dorsiflexión de muñeca de 30º y los dedos en forma de "C", sin embargo, en las personas con artritis reumatoide que ya presentan alguna limitación articular en la muñeca o en los dedos, la férula deberá adaptarse y acoplarse a la forma de la mano, aunque corrigiéndola al máximo hacia una posición normal. Los medios de fijación se aplicarán en la muñeca y en el antebrazo, así como, eventualmente, en los dedos (Fig. 5-1)

---

[5] La prescripción, la forma de uso y los medios de fijación de las diferentes férulas se describen en cada una de ellas.

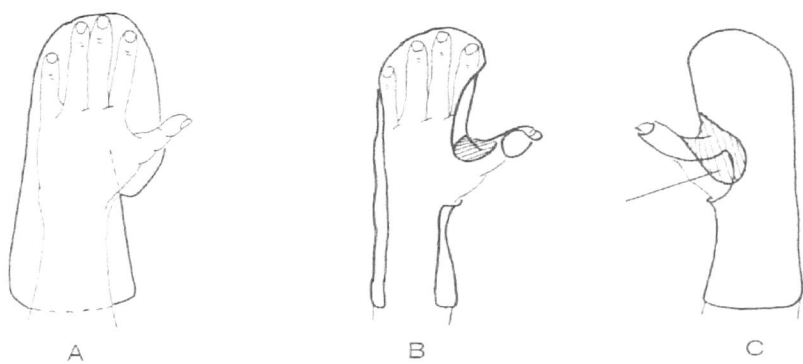

Fig. 5.1 Férula de reposo para artritis reumatoide. A) Patrón. B) Vista dorsal. C) Vista palmar (reforzada)

Variaciones de la férula de reposo

1. Con control del índice (sí los dedos tienen una ligera tendencia a colocarse en inclinación cubital (Fig. 5-2).

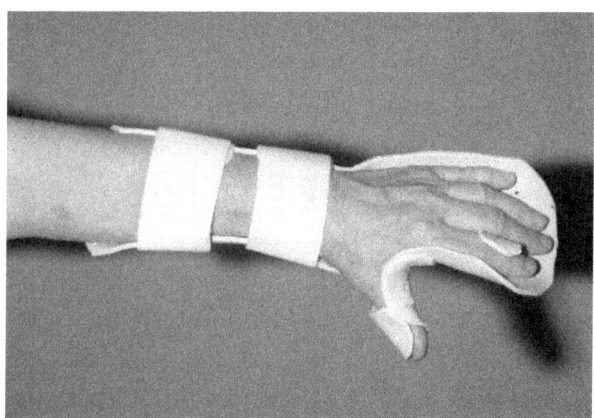

Fig. 5.2 Férula preventiva de los dedos en ráfaga

2. Con control de otros dedos dependiendo de la tendencia que presenten.
3. Con sujeción y tracción de la cabeza del segundo metacarpiano para reconducir a este a su alineación normal. Cuando la desviación cubital de los dedos es muy importante es preciso colocar una fijación que ejerza tracción sobre la cabeza del metacarpo de éste colocando una cincha en esta zona (Fig. 5-3). Obsérvese que la tira que sujeta los dedos se fija por la parte interior

de la férula en la zona del índice, para traccionar sobre la articulación metacarpofalángica de este dedo.

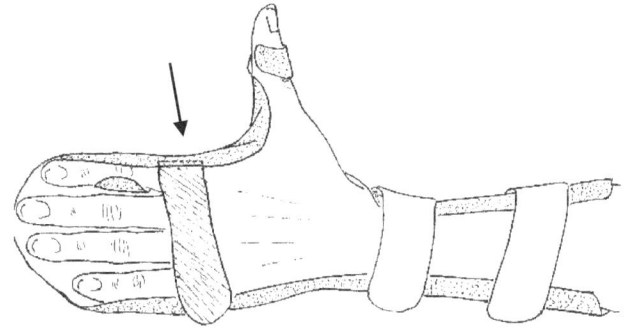

Fig. 5.3 Sujeción del índice desde su base

Como probablemente la férula deberá ser colocada en ambas manos, podría alternarse cada noche en una mano para que no produzca una excesiva incomodidad. Por lo general el paciente la tolera muy bien y se crea, incluso, una cierta dependencia en las etapas con crisis de dolor. Se recomienda usarla por la noche y en los momentos de inactividad cuando existe dolor.

5.2 Férula básica funcional

Se denomina férula funcional porque deja en libertad todos los dedos. La angulación en la muñeca será variable dependiendo de la patología, algunas veces se modela en posición neutra de dorsiflexión. Permite numerosas variantes (Fig. 5-4). Se aplica en las siguientes alteraciones.

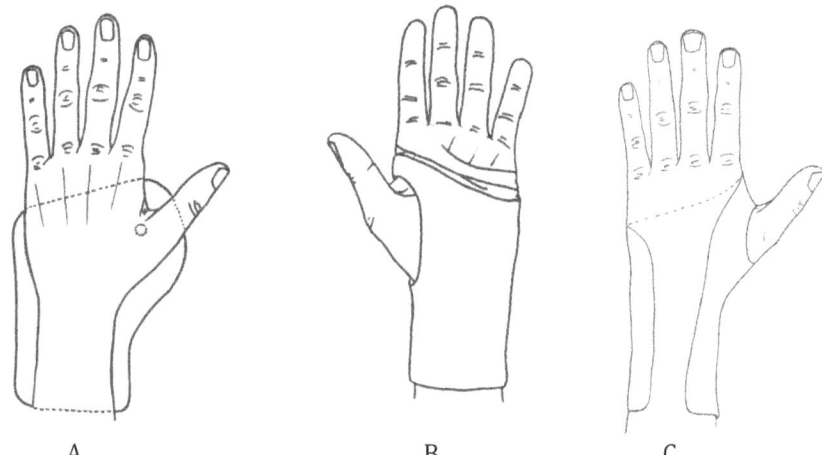

Fig. 5.4 Férula básica funcional. A) Patrón, B) vista palmar, C) vista dorsal

1. Síndrome del túnel carpiano (en posición neutra de flexoextensión).
2. Artritis reumatoide (con una dorsiflexión de 30º), si el estado del paciente lo permite.
3. Esguinces de los ligamentos radiocarpianos.
4. En inflamaciones de origen simpático-reflejo (síndrome hombro mano), en afectación del túnel carpiano, en posición intermedia o en cualquier afección que precise el reposo articular de la muñeca.

Permite la función de los dedos, incluido el movimiento de las articulaciones MCF, ya que no debe sobrepasar el pliegue de flexión distal palmar. Los medios de fijación deben colocarse en la muñeca y en el antebrazo.

Variaciones de la férula básica:

Las variaciones son numerosas, ya que sobre ella se puede colocar elementos de tracción con gomas y resortes, lo que la convertiría en una férula dinámica. Entre estas variaciones se describen las siguientes:

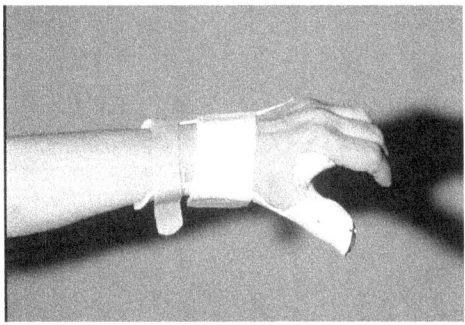

Fig. 5.6 Férula de reposo del pulgar

1. Para mantener en reposo las articulaciones del pulgar, como por ejemplo, en el caso de rizartrosis con inflamación, y asociada a dolor en la muñeca (Fig. 5-6).

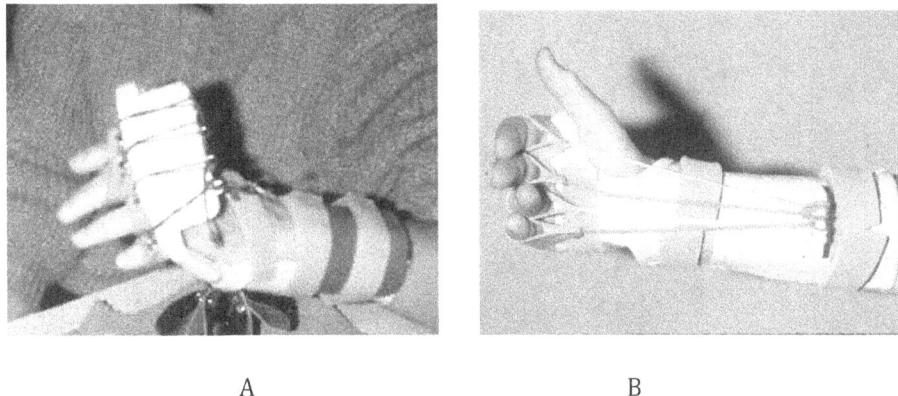

A   B

Fig. 5.7 Férulas dinámicas para tracción hacia la extensión A) y hacia flexión de las MCF

2. Para ampliar el recorrido de las articulaciones MCF, con elásticos y bandas de tracción. Es una férula dinámica. Tracción hacia la extensión y hacia la flexión (Fig. 5-7 A, B).

Constan de una parte plástica, unas abrazaderas de cuero y elásticos. La tensión de los elásticos irá variandose a medida que se amplía el recorrido articular colocando gomas más resistentes, o más cortas o poniéndolas dobles. Siempre se colocará durante el día teniendo en cuenta que la abrazadera no debe sobrepasar la primera falange; se colocará de forma intermitente alternando los dedos; por ejemplo, sobre el segundo y el cuarto, o sobre el tercero y el quinto dedos, ya que de esta forma la tracción ejercida es más soportable que si se colocan en todos los dedos a la vez y se produce así una menor incomodidad.

El paciente flexionará o extenderá de forma activa los otros dedos, y podrá flexionar de forma activa o pasiva las falanges distales de los dedos traccionados.

5.3 Férulas de reposo para el pulgar

Está diseñada para el tratamiento de la rizartrosis o para artritis de las articulaciones propias del pulgar cuando existe inflamación. Permite la utilización de los demás dedos, por lo que conviene usarla cuando se entrenan las actividades de compensación sin intervención del pulgar Fig. 5-6).

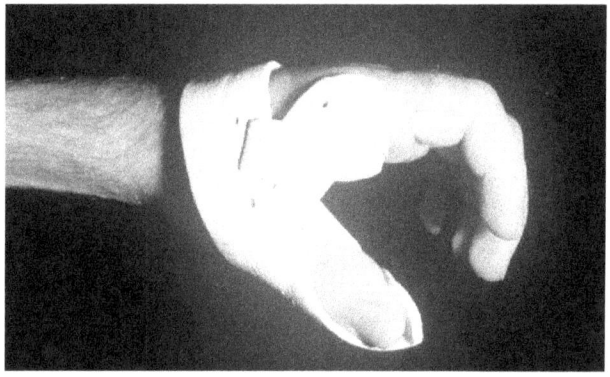

Fig 5.6 Férula de reposo para el pulgar

1 Férula para el pulgar con reposo de la muñeca. Al moldearla debe ponerse especial atención en la posición del pulgar; éste debe quedar bien alineado dejando la mano plana en la zona de la eminencia tenar, por lo que debe ponerse en abducción y extensión, con la muñeca en un ángulo de 30º de extensión. Dado que deja libre los cuatro últimos dedos, puede considerarse funcional. La fijación se realiza en la muñeca y en el antebrazo (Fig. 5-7).

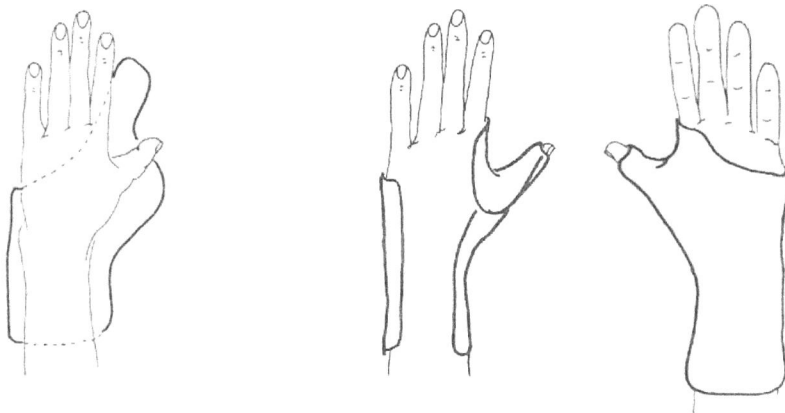

Fig. 5.7 Patrón y moldeado de una férula de reposo

Su uso es nocturno, y diurno mientras dura la fase de inflamación, y no se retira más que para que el paciente se asee.

2.   Férula para artritis reumatoide y desviación cubital de los dedos con inmovilización del pulgar y retención del índice.

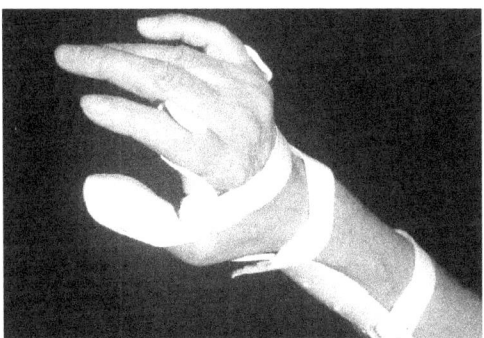

5.8 Férula combinada para el pulgar con retención del índice

Esta férula puede realizarse con inmovilización total del pulgar o de manera funcional. Si es necesaria la inmovilización del pulgar deberá prolongarse hasta el pulpejo de éste (Fig 5-8).

Si se modela en posición funcional, la porción correspondiente al pulgar no debe sobrepasar el pliegue de flexión de la primera falange de éste y debe permitir que se realice una flexión suficiente para usar la pinza con el dedo índice (Fig. 5-9)

La angulación de la muñeca si no existen signos de alteración del túnel carpiano se realizará a 30º de dorsiflexión y se colocará solamente durante el día.

Los medios de fijación se aplicarán en la muñeca y en el antebrazo.

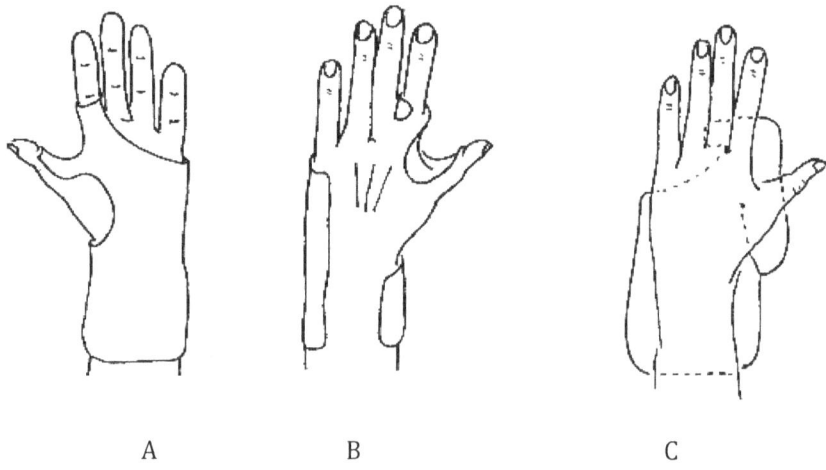

Fig. 5.9 Férula funcional con alineación del índice. A) Vista palmar. B) vista dorsal C) Patrón.

5.4 Férula de tracción estática para el tratamiento de la enfermedad de Dupuytren

Esta férula se modelará de forma diferente dependiendo de la extensión de las cicatrices y de la repercusión sobre los dedos.

Aunque únicamente se vean implicados el anular y el meñique, sería conveniente empezar el estiramiento también desde el dedo corazón, ya que ello facilitaría la tracción ejercida en la aponeurosis palmar (Fig. 5-10).

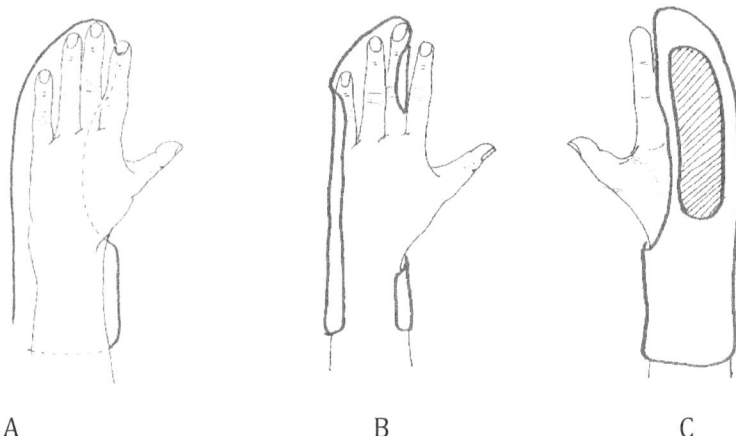

Fig. 5.10 Férula posquirúrgica para el tratamiento de la enfermedad de Dupuytren. Con estiramiento de la aponeurosis palmar y de tres dedos. A) Patrón B) vista dorsal C) vista palmar.

Sucesivamente, cuando se aprecie una mayor elasticidad en la palma de la mano y en la probable flexión de los dedos, se dejará libre el dedo corazón (Fig. 5-11) y, posteriormente, será el anular, realizándose sólo el estiramiento en el dedo meñique. Como la férula pierde resistencia a medida que se disminuyen los dedos, cuando el dedo meñique es el único implicado, se debe de reformar un poco más a la altura de la articulación metacarpofalángica.

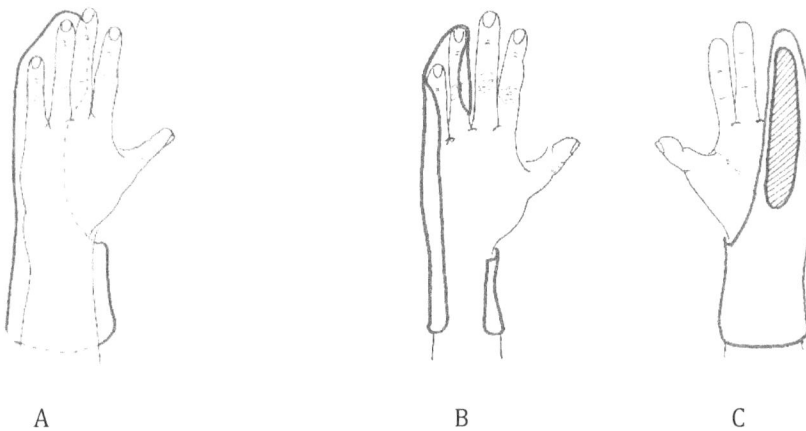

Fig. 5.11 Férula posquirúrgica para el tratamiento de la enfermedad de Dupuytren. Con estiramiento de la palma de la manos y de dos dedos. A) Patrón B) vista dorsal C) vista palmar.

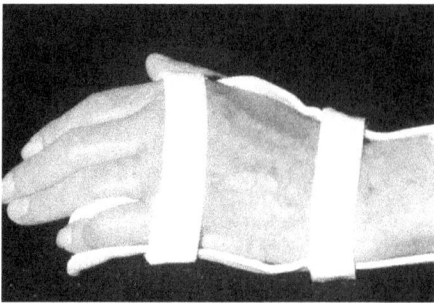

Fig. 5.12 Férula posquirúrgica para estirar el meñique

La angulación en la muñeca dependerá de la retracción que existe en los flexores de los dedos. En un principio tendrá poca angulación para ejercer mayor amplitud de extensión en los dedos. Así pues, deberá irse modificando de menor a mayor amplitud en esta localización (Fig. 5-12)

5.5 Férula en T para el pulgar

Se trata de una férula funcional que permite realiza algunas actividades con economía articular y que probablemente estarían prohibidas (coser, tricotar etcétera) en pacientes con afecciones que cursan con dolor e inflamación, como ocurre en las artritis y en la artrosis que afectan al pulgar, o después de haber pasado un tiempo de inmovilización por distintas causas, en las que se reduce el primer espacio interdigital. (Fig. 5-13).

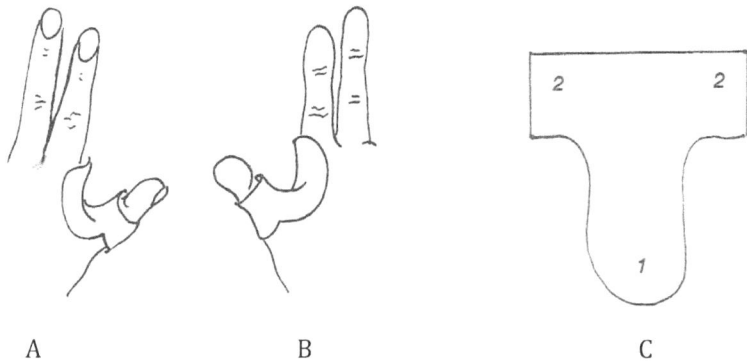

Fig. 5.13 Férula en "T" para separación del pulgar. A) Vista dorsal B) Vista palmar C Patrón.

1. Permite la función de la pinza término-terminal del primer y segundo dedos con economía articular.
2. Permite ampliar el primer espacio interdigital.
3. Puede reprogramar el uso de la falange distal del pulgar.
4. Previene la luxación de la articulación trapeciometacarpiana en enfermedades como la rizartrosis.
5. Previene el pulgar *adductus*.
6. Favorece la contracción muscular correcta de los músculos intrínsecos del primer espacio interdigital

Cuando se emplea para favorecer el uso del pulgar con economía articular se usará cuando se realicen ciertas tareas, aunque puede colocarse por la noche para evitar la aproximación del pulgar a los otros dedos. Es cómoda de llevar porque no precisa medios de sujeción por lo que al moldearla deberá quedar muy bien adaptada para que no se salga.

Se debe moldear teniendo en cuenta que debe retener la cabeza del metacarpo y la base de la primera falange del índice para que evite la aproximación de este dedo al pulgar.

5.6 Férula en ojal

Esta férula posee dos variantes dependiendo de su posición (Fig. 5-14).

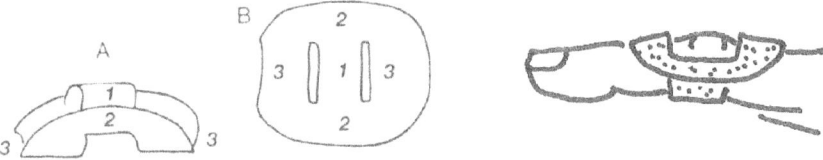

Fig. 5.14. Patrón   Fig. 5.15 A) Cuello de cisne

1) Para los traumatismos que colocan la articulación en hiperextensión ("cuello de cisne"). La presión se ejerce entonces en la zona palmar articular y en la dorsal de las falanges poniendo la férula en sentido contrario (Fig. 5-15 B). Debe tener una angulación de unos 5º.

2) Para extensión de la IFP, en casos de artritis o artrosis así como traumatismos que colocan el dedo en flexión. La presión se ejerce en la zona palmar de las falanges y en la dorsal de la articulación (Fig. 5-15 B).

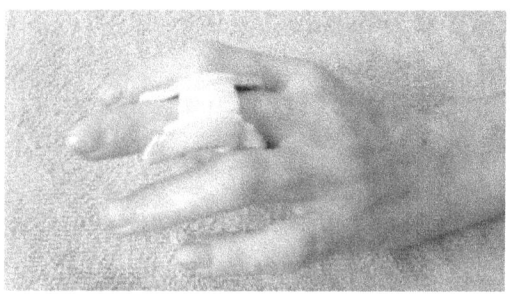

Fig. 5.15 B) Dedo flexo

5.7 Férula en tubo

Corta.- Se utiliza en el tratamiento de nódulos de Heberden; evita la tendencia a la flexión de la falange distal, protege el dedo de los roces y los choques en el periodo de dolor intenso y ayuda a disminuir el volumen del nódulo inflamado (Fig. 5-16 No precisa medios de sujeción.

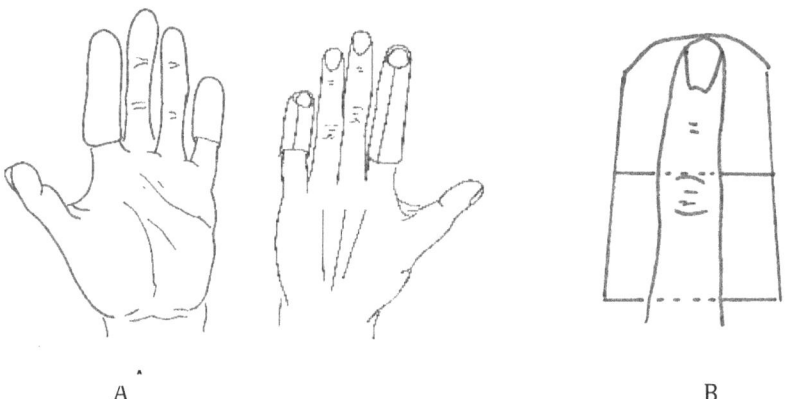

A B

Fig, 5.16. A) Férula en tubo corta y larga. B) Patrón de las férulas en tubo

Larga. Es una férula preventiva. Se utiliza en los pacientes con artritis reumatoide cuando algunos dedos tienden a presentar angulaciones articulares laterales anormales por su inestabilidad articular. No precisa medios de sujeción. Se realiza igual que la corta aumentando la longitud (Fig. 5.16 B)

5.8 Férula en espiral

Esta férula se utiliza en el tratamiento de la desviación cubital de la mano en la artritis reumatoide (Fig. 5-17). En la fotografía puede apreciarse la tendencia de los dedos hacia la desviación cubital.

Permite la realización de las tareas domésticas con economía articular no precisando medios de sujeción. Sin embargo, si la desviación de los dedos es muy Importante deberá colocarse una fijación en las falanges proximales

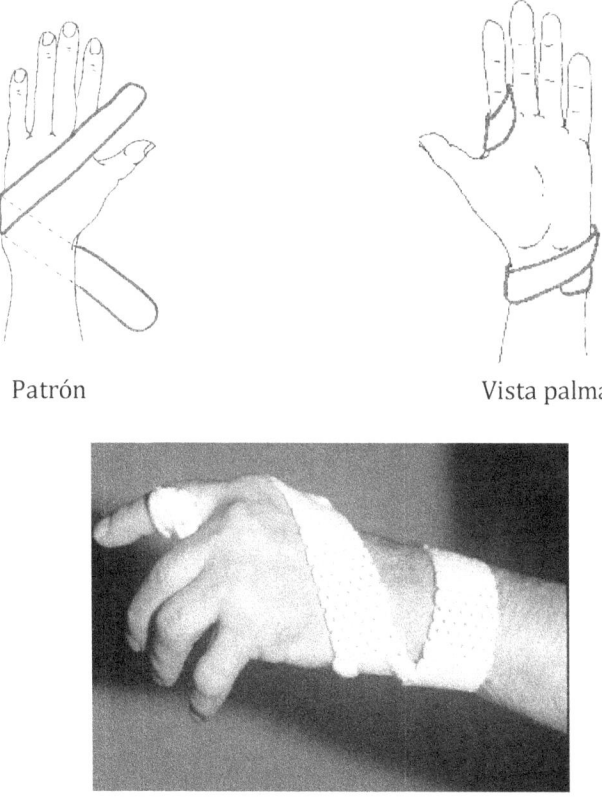

Fig. 5.17 Férula en espiral preventiva de los dedos en ráfagas.

5.9 Férula para la separación de los dedos

Esta férula está indicada en el caso de pérdida de la abertura lateral de los dedos y de la retracción de la piel de los pliegues interdigitales.

Consiste en un rectángulo que se adapta estirándolo en los bordes de su parte media. Hay que darle la mayor apertura posible. Cuando sea necesario para ampliar todos los pliegues interdigitales, se podrá poner alternativamente, ente el segundo y el cuarto o sólo en uno de los pliegues (Fig. 5-18). En esta imagen (mano posquirúrgica con Dupuytren) se percibe la inflamación de la mano

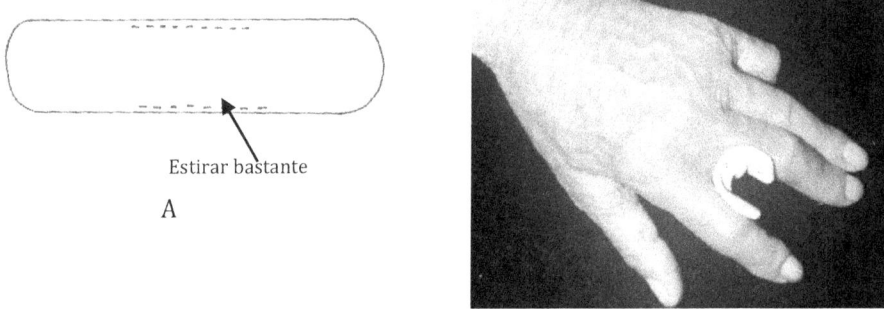

Fig. 5.18 Férula de separación de los dedos. A) Patrón

5.10 Férula dorsal básica

Las férulas dorsales, o de bloqueo, se emplean sobre todo para poner en reposo los elementos blandos dañados como son las vainas, los ligamentos, los tendones las poleas y las capsulas de los dedos evitando así una extensión excesiva no deseada. Cualquiera de la rotura de estas estructuras, necesitan una reparación quirúrgica por lo tanto, la férula se coloca inmediatamente después de la cirugía y ya, en el quirófano (Fig. 5.19).

Para realizarlas puede emplearse, escayola o material termoplástico. Al ser una férula temporal, la escayola siempre resulta más económica. Hoy día el terapeuta dispone en el mercado de una serie de materiales que se trabajan con gran facilidad y que le permiten modelar una serie de férulas muy personalizadas.

Debe tener una angulación de 30º de flexión palmar y la zona de los dedos se moldea dándole una forma cóncava con una angulación sobre las falanges de unos 20º, que es la posición de reposo articular y para los flexores de los dedos. Sobre ella se puede adaptar los elementos que se precisen, dependiendo de la lesión, como son los elásticos, los brazaletes etc. La manera de fijación depende de lo que se pretenda obtener teniendo en cuenta que un vendaje con venda con cierta elasticidad resulta más eficaz para fijarla y repartir bien las presiones que deban ejercerse.

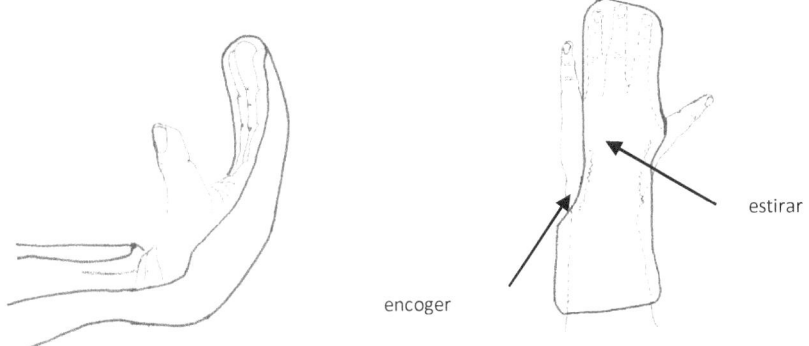

Fig. 5.17 Férula dorsal básica y patrón (Kleiner)

En ocasiones, es el cirujano el que demanda una determinada forma para una especial acción. El terapeuta debe tratar de diseñar y fabricar la férula especial de acuerdo a los criterios que le marquen y a los objetivos que se deben alcanzar.

El terapeuta ocupacional puede diseñar y realizar otros tipos de férulas estáticas o dinámicas dependiendo de la afección que presente el paciente y de la necesidad de restaurar la alineación normal o las amplitudes de funcionamiento de la mano. La confección de estas férulas siempre será personalizada y tomando como base los principios expuestos.

El resultado de la cirugía de los tendones depende de una adecuada y controlada rehabilitación a fin de maximizar lo ya obtenido por el cirujano. Por lo tanto el profesional tiene una gran responsabilidad. Es por esto que reviste gran importancia que el terapeuta posea conocimientos profundos sobre las estructuras reparadas y los métodos de sutura empleados, de otra forma el terapeuta podría lesionar el elemento reparado.

CONCLUSIONES

El terapeuta ocupacional tiene un gran papel en la recuperación funcional de las manos; mediante la utilización de distintas técnicas, puede llevar a cabo una intervención terapéutica muy amplia en el tratamiento de las afecciones de las manos.

1. En el tratamiento preventivo.
2. En el tratamiento físico.
3. En la reprogramación sensoriomotriz de los movimientos.
4. En el olvido cinestésico.
5. En el tratamiento psicológico de superación y adaptación.
6. En la integración en el medio social y laboral.

Para la continuidad del tratamiento en el domicilio se requieren objetos o utensilios que el sujeto tenga al alcance de la mano, por ello el terapeuta debe mostrarle cual son los más idóneos y la forma de usarlos para, de esta forma, motivar al paciente para que realice el autotratamiento sin gasto económico alguno y tratar de acortar el tiempo de recuperación.

El terapeuta analiza las tareas más útiles para el sujeto, al mismo tiempo que observa si es capaz de desempeñar esas ocupaciones estableciendo metas realistas. A través del tratamiento, entrena al individuo para desarrollar habilidades que le son necesarias y que le permitan reintegrarse en su medio laboral y/o social.

Debe destacarse la importancia de realizar las actividades con economía articular en las enfermedades como la artritis reumatoide, para lo cual, el profesional, debe huir de recetas preestablecidas y buscar, con la dualidad terapeuta-paciente, la manera idónea de actuación individualizada en cada caso.

Los jóvenes deberían darse cuenta de la cantidad de gestos con sobrecarga articular realizan al usar las nuevas tecnologías que van a provocar, con el tiempo, alteraciones articulares como la rizartrosis, los síndromes del túnel del carpo o las tendinitis[6].

La sociedad debería tomar conciencia de estas circunstancias y modificar la forma de actuación para prevenir este tipo de alteraciones.

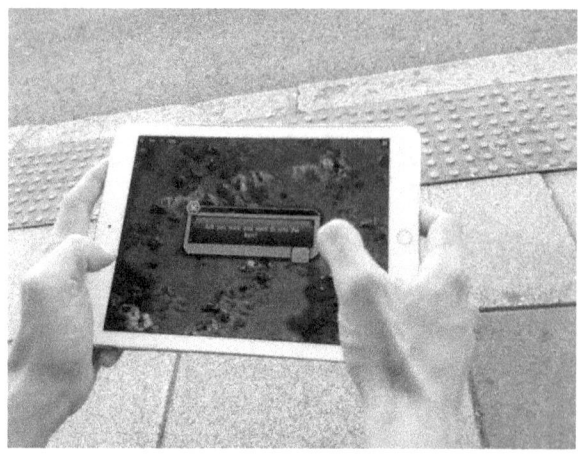

Sobrecarga articular y tendinosa

Así pues, de forma general, en el departamento de terapia ocupacional, y con el empleo de técnicas de Rehabilitación funcional propias mediante objetos y herramientas, se realiza el aprendizaje y, en el domicilio, se integran los movimientos en las actividades de la vida diaria, lo que será siempre responsabilidad del sujeto.

Se ha demostrado que, en los accidentes en general, y en los laborales en particular, el paciente que recibe un tratamiento de terapia ocupacional está más motivado para incorporarse antes al trabajo al recibir un tratamiento empleando, en ciertas ocasiones, utensilios y herramientas que necesita para el desarrollo ocupacional; además del tratamiento físico y de psicoterapia que realiza con él, el profesional le ayudará a superar la crisis que padezca tanto en patologías agudas como en crónicas, debido a la inactividad.

---

[6] En algunos países (USA) el síndrome del túnel del carpo está considerado enfermedad laboral.

BIBLIOGRAFÍA

Allieu et al. Les orteses dans la rééducation de la main. Cahiers de Réed Réadapt. Núm. 8-10-1975.

Andreoti L.,Mauric A. Atlas de semiogía Reumatológica. Barcelona: Laboratorios Andreu. Grass Ediciones, 1989,

Barcelo P, senior, Barcelo P, junior. La artrosis. Barcelona: Ed. Robapharm. 1977.

Crawfird Adams J. Outline of orthopaedics. Nueva York. Churchil Livingstone, 1976.

Christine A. Moran y Col. Fisioterapia de la mano Ed. Jims. Barcelona 1990.

Delprat J, Mansat A, Rééducation de la sensibilité de la main. Encycl.Mèd. Ch. Paris. Kinésitherapie. 26064. 4. 7. 10.

Fernandez Abdeselam A. Vázquez Gallego J. Exploración funcional de la mano en terapia ocupacional Galicia Clínica 1976; 48: 111-128.

Hamonet CL, Boulonge. La préhension. Encyclo. Mèd. Chi. París Kinésitherapie, 4, 2, 04, 26012 A10.

Hunter JM, Scheider LH, Mackin EJ, Callahan AD. Rehabitation of the hand (2ª ed.). ST. Louis: CV, Mosby, 1984.

Irisarri C. Patología traumática de la mano.

Jarus T, Porenba R. Hand function evaluation: a factor analysis study. Am J Occup Thera 1973; 27: 244-251.

Jabaley M Curis R. Hand injuries, En: Hardy JD (ed.) Roads. Textboo of surgery (5ª ed) Filadelfia JB Loppincott, 1977.

Kamandji JA Cuadernos de fisiología articular I. Barcelona: Toray-Masson, S.A., 1977.

Lafont-Reunard M. Tecniques de Masso-kinésitherapie dans les cicatrices des mains et des doigs. Cahiers de Kinésitherapie 4, 199, 1970.

Lankford Ll. Reflex sympathetic dystrophy. En: Gree DP (ed.). Operative Hand Surgery. Nueva York: Churchill Livingstone. 1980.

Levame J. Van Wetter P. La main: Positions de detente et positions de fonction. Cahiers de Rééd. et Readat fonct Nº 1 1921,6,1962.

Linch S. Masaje, manipulatión y tracción. Barcelona: Ed. Toray, S.A. 1973.

Maldonado Pignatelli F, Vázquez Gallego J, rehabilitación funcional de la mano postraumática Madrid: ed. Mapfre, 1981.

Mayoux-Bemhamou A, Revel M, Leviet D. Rééducation de la main Rhumatoïde. Encycl Méd Chir (Elservier, París). Kinésitherapie Médicine physique. Réadaptation. 26-220-B-30, 1997, 12 p.

Michon J, Vilain R. Lesiones tendinosas en los traumatismos de la mano. Ed, Toray-Masson S.A. Barcelona 1976.

Mitz V. Nicquet A. Rééducation et cicatrice Encycl Méd Chir. (París France). Kinésithesitherapie, 26280 A10, 12, 1989, 4 p.

Moran CA. Fisioterapia de la mano. Barcelona: Ed. Jims, 1990.

Simon L.,Brum M, Houlez G Poliartritis reumatoide y economía acticular. Barcelona: Laboratorios Geigy, 1984.

Simon L., Houle G. Ergotherapie et main reumatoide. Actualités en reeducation fonctionnelle e Réadaptation. Paris: Masson Ed., 1976; 68-74.

Smith HB, Hand function evaluation Am J Occup Ther 1973; 27: 244-251.

Sociedad Americana de la Cirugía de la Mano. La Mano; examen y diagnóstico. Madrid: Alhambra Longman S.A.-Churchil Livingtone, 1993

Taillet M Posibilites d'evaluation gestuelle de la main en reumatologie. Arch Phy Med et Reabilitation 1964; 45/1: 17-22.

Tubirana R, Hanstian R. Les déviations cubitales normales et pathologicques des doigs. Etude de l'architecture des articulations metacarpo-phalangienne des doigs. En: Tubiana R. (ed.).La main rhumatoïde París: L'expansion, 1966.

www.ingramcontent.com/pod-product-compliance
Lightning Source LLC
Chambersburg PA
CBHW082204220526
45470CB00010B/3037